W0362877

ANGELA RECHMANN

neugeboren!

Antwort auf ein Leben mit Parkinson

HEINER LABONDE VERLAG

Meiner Mutter

ISBN 978-3-937507-17-0

Coverbild, Texte, Bilder und Fotos: Angela Rechmann
Autorinnenfoto: Bernhard Rechmann

Gestaltung: Antje Zerressen, Pada ri Werbeagentur GmbH, Essen
Printed in Germany

Inhaltsverzeichnis

neuanfang

ich lasse mein Leben
revue passieren
gute Zeiten
schlechte Zeiten

nie müde werden
sondern
sich aufrichten

immer
von neuem

1. Zu diesem Buch

Wer die Krankheit nicht kennt,
weiß den Wert der Gesundheit
nicht zu schätzen.

Angela Rechmann

Vor 18 Jahren, ich war damals 38 Jahre alt, erhielt ich die Diagnose »juveniler, idiopathischer Morbus Parkinson«.
Schlagartig veränderte sich mein Leben. Mit einer chronisch fortschreitenden Krankheit im Gepäck gewinnen viele Alltäglichkeiten plötzlich einen neuen Stellenwert. Vorher wichtig erscheinende Angelegenheiten verlieren an Relevanz, die Krankheit fällt in deinen Alltag ein. Wie ich seit der Diagnose mein Leben gestalte, welchen Schwierigkeiten ich bei der Bewältigung meines Alltags ausgesetzt bin, welche Einschränkungen ich täglich aufs Neue hinnehmen muss, mit welchen persönlichen Sorgen und Nöten ich zu kämpfen habe und wie ich diese mit meiner Krankheit verbundenen Probleme meistere, das sind Fragen, denen ich in diesem Buch nachgehe.

Aber mein Leben ist nicht nur von Problemen gekennzeichnet, sondern ich erlebe auch viele Glücksmomente.
Wie ist es mir gelungen, mit und trotz dieser unheilbaren Krankheit ein glückliches Leben zu führen? Wie habe ich es geschafft, mit dieser schweren Herausforderung zu leben, und wie haben es auch die Menschen in meinem unmittelbaren Umfeld gelernt, mit dieser Krankheit umzugehen? Diese Wege zeige ich in »neugeboren!« Antwort auf ein Leben mit Parkinson« auf und möchte allen Betroffenen Mut machen, sich dieser Aufgabe zu stellen.

Aus Gründen des Schutzes von Persönlichkeitsrechten wurden die meisten Namen der im Buch genannten Personen geändert.

2. Einführung in das Krankheitsbild Morbus Parkinson

Seit 18 Jahren habe ich Parkinson, eine neurodegenerative, fortschreitende Krankheit, deren Kardinalsymptome der Tremor (Zittern), die Akinese (Bewegungsarmut, Bewegungsverlangsamung) und der Rigor (Steifheit) sind. Es heißt: Jeder Parkinson-Kranke habe seinen eigenen Parkinson. Das bedeutet: Der eine leidet mehr unter Zittern und ist deshalb nicht in der Lage, z. B. sein Geld allein aus der Geldbörse zu holen oder sein Hemd zuzuknöpfen, der andere zeigt eine starke motorische Verlangsamung und braucht deshalb beispielsweise ungewöhnlich lange, sich anzukleiden, seine Mahlzeit einzunehmen, der dritte mag aufgrund seiner Steifheit kaum in der Lage sein, von einer sitzenden Position in den Stand zu gelangen oder sich im Bett umzudrehen.

Neben diesen Hauptsymptomen gibt es eine Reihe weiterer Krankheitszeichen, die bei den Patienten ebenso unterschiedlich ausgeprägt sind. Dazu gehören: Laufstörungen, Nicht-Mitschwingen der Arme beim Gehen, kleinschrittiger Gang (Tippelschritte), vorn übergebeugte Körperhaltung, Gleichgewichtsstörungen, Schluck- und Kaustörungen, Sprechstörungen (leises, monotones Sprechen), vermehrter Speichelfluss, übermäßige Talgsekretion, Mikrographie (kleine Schrift), Schlafstörungen, psychische Veränderungen, »Maskengesicht« (fehlende Mimik), Muskelverspannungen bzw. -krämpfe, Neigung zu fallen oder auch das sog. freezing, eine plötzlich auftretende Gang- und Starthemmung, bei der die Füße »am Boden kleben« bleiben bzw. ein Zustand des »Eingefroren-Seins« eintritt.

Die Ursache der Parkinson-Krankheit ist bis heute ungeklärt. Für die Symptome der Krankheit wird der Verlust an dopaminergen Nervenzellen bzw. ein Absterben dieser Zellen, die im Mittelhirn in der sog. substantia nigra gebildet werden und die für die reibungslosen Bewegungsabläufe des Menschen zuständig sind (Dopamin = Botenstoff oder Neurotransmitter), verantwortlich gemacht. Neuere Forschungsergebnisse (2007) scheinen zu belegen, dass diese Nervenzellen nicht untergehen, sondern nur ihre Funktionstüchtigkeit verlieren, also noch vorhanden sind.

Zur Behandlung der Parkinson-Krankheit setzt man das sog. L-Dopa ein, das im Gehirn zu Dopamin umgewandelt wird, ergänzt durch einige andere Medikamente wie z. B. Dopaminagonisten, Comt-Hemmer, Mao-B-Hemmer oder Amantadine. Die vielen Tabletten, die ein Parkinson-Patient schlucken muss, verlieren im Laufe der Jahre an Wirkung, so dass der Kranke unter sog. Wirkfluktuationen leidet und ein stetiger Wechsel zwischen on- und off-Phasen, also Phasen der Beweglichkeit und Phasen der Steifheit, eintritt. Eine Langzeiteinnahme der Parkin-

son-Mittel führt darüber hinaus zu unangenehmen Nebenwirkungen wie Überbewegungen (Dyskinesien), die spastischen Bewegungen ähneln.
Im Spätstadium der Krankheit setzt man verschiedene Behandlungsmethoden ein. Neben den sogenannten Pumpen, mit denen dem Patienten die Anti-Parkinsonmittel entweder durch eine kleine Nadel in das Gewebe (Apomorphinpumpe) oder durch eine Darmsonde (Duo-Dopa-Pumpe) zugeführt werden, gibt es die Tiefenhirnstimulation (THS), die die Implantation eines Hirnschrittmachers vorsieht, von dem aus elektrische Impulse über eine Kabelverbindung zu zwei im Hirn implantierten vierpoligen Elektroden ausgesendet werden. Diese Impulse werden an eine bestimmte Hirnregion abgegeben und stoppen den Abbau von Zellen, die Dopamin freigeben.
Auch ich litt nach 15 Jahren Parkinson unter dem Langzeitphänom der Wirkfluktuation der Medikamente und unter heftigen Dyskinesien, weshalb ich mich schließlich für die Tiefenhirnstimulation entschied, durch die ich die verloren gegangene und lang ersehnte Lebensqualität wieder zurückgewann.
Ich zeichne in diesem Buch meinen Leidensweg nach und schildere meinen Umgang mit dieser unheilbaren und fortschreitenden Krankheit, die meinen Lebenswillen und Lebensmut nicht zu brechen in der Lage war und ist. Den persönlichen Gewinn, den ich aus der erfolgten THS ziehen kann, die zurückeroberte Beweglichkeit und die damit verbundene Freiheit, können andere Betroffene ermutigen, bewusster mit Parkinson zu leben und ein glücklicher Mensch zu sein und zu bleiben, trotz und mit dieser Krankheit.

3. Es ist alles überstanden

»Frau Rechmann, es ist alles überstanden. Die Operation hat wunderbar geklappt. Sogar der Generator ist schon implantiert, also keine weitere Operation mehr nötig. Sie haben hervorragend mitgearbeitet.« Er schmunzelte selbstzufrieden.
»Gott sei Dank«, sagte ich mit strahlendem Gesicht und lächelte den Anästhesisten an. Schlagartig fielen alle Ängste und Sorgen von mir ab. »Es ist überstanden.« Als hätte ich gerade meine zweite Geburt erlebt und ein neues Leben gewonnen, so fühlte sich dieser Moment an. Ein Glücksgefühl, für das es eigentlich keine Worte gab. Ich hätte diesen Satz: »Es ist alles überstanden« am liebsten in die Welt hinausgeschrien.

Ein neues Leben hatte für mich tatsächlich begonnen. »Ich brauche nur ein wenig den Kopf zu drehen, dann sehe ich den Ort, an dem ich vor zweieinhalb Jahren ins Leben zurückgekehrt bin«, hatte mir ein Freund einmal gesagt, der sich der Tiefenhirnstimulation schon vor Jahren mit Erfolg unterzogen hatte, und er meinte damit die Klinik, in der diese Operation durchgeführt worden war. Bisher weigerte ich mich immer, diesen Schritt zu vollziehen. »An meinen Kopf lasse ich niemanden dran«, beharrte ich vehement. Aber die Zeit arbeitete gegen mich, und mein Gesundheitszustand hatte sich so sehr verschlechtert, dass ich mir schließlich nichts sehnlicher herbeiwünschte, als endlich von meinem Leiden erlöst zu werden. Die THS schien der letzte Ausweg zu sein.

Nun war alles überstanden. Gott sei Dank.

Die neue Lebensqualität, die ich jetzt am eigenen Leibe erfahren durfte, wirkte sich auf die gesamte Familie aus. Mein Mann Bernd und ich konnten wieder gemeinsame Unternehmungen machen, vor allem reisen. Wir genossen die wiedererlangte Freiheit auf Städtetouren, Reisen und auch bei kleinsten alltäglichen Verrichtungen. Ich konnte wieder laufen. Ich war wieder beweglich. Das war das größte Geschenk, das mir durch die Operation zuteil wurde, und infolge dieser Beweglichkeit waren die vielen Reisen, die wir nun unternahmen, eine wahre Wonne. Im Januar 2006, genau am 17.01., war der Tag meiner Neugeburt, und dieses Datum würde ich wohl niemals mehr vergessen. Es sollte fortan mein neuer Geburtstag sein, den ich alljährlich feiern wollte.

Gleich im März begaben Bernd und ich uns auf eine große Reise, an die ich nicht einmal in den wildesten Träumen zu denken gewagt hätte. Aber nun war ja alles überstanden. Für zehn Tage flogen wir mit dem Flugzeug nach Andalusien. Wir besuchten zunächst Jerez, Cádiz, Sevilla, machten uns dann auf den Weg nach Córdoba, reisten über Granada nach Almeria, um uns von dort aus wieder auf die Heimreise zu begeben. Eine Reise, auf der wir unendlich viele Eindrücke sammeln konnten, Einblicke in die Geschichte des Landes, in die maurische Kunst bekamen und herrliche Landschaften sehen konnten.

Solche Reisen waren nun wieder möglich geworden. Bernd und ich konnten unser neues Glück nicht fassen, und wenn wir an die Zeit vor der Operation zurück dachten, lief uns ein kalter Schauer über den Rücken.

4. Die Zeit vor der Operation

Bernd und unsere Kinder sorgten sich sehr um mich, als ich mich vor gut vier Jahren der Tiefenhirnstimulation unterzog. Die Zeit, bevor ich mich entschieden hatte, diese Gehirnoperation machen zu lassen, war schrecklich. Eine schlimme Zeit, die wir als Familie durchgemacht hatten. Der Leidensweg, den ich nun schon so lange gegangen war, hing wie ein Damoklesschwert über der ganzen Familie. Bernd und die Kinder, allen voraus ich selbst, hatten schon die gesamte Gefühlsbreite von einem himmelhoch Jauchzen bis in tiefe Abgründe menschlichen Seins erfahren und durchlebt.

Sir James (ich benenne meine Krankheit nach dem Entdecker, dem englischen Arzt James Parkinson) kannte kein Erbarmen. Diese verdammte Krankheit schritt unaufhaltsam fort.

Ich war damals seit 15 Jahren an Parkinson erkrankt und litt unter erheblichen Fluktuationen der Beweglichkeit. Innerhalb von wenigen Minuten konnte ich von guter Beweglichkeit oder auch von heftigen Überbewegungen plötzlich in Steifheit fallen. Waren es zu Beginn der Krankheit noch leichte Gehstörungen, so benötigte ich nun wegen zunehmender Gehprobleme immer öfter den Rollstuhl. Auch die Unzulänglichkeiten in der Fein- und Grobmotorik nahmen zu, und es gelang mir nun in der Nacht nicht mehr, mich alleine im Bett umzudrehen. Hinzu gesellten sich immer stärker werdende Rückenschmerzen, die allerdings nicht nur mit dem Parkinson zusammenhingen, sondern auf Bandscheibenvorfälle, eine Nervenkanalverengung und starke Arthrose zurückzuführen waren. Die Ärzte verschrieben Schmerzmittel, die nicht wirkten.

Meine Schmerzen wurden unerträglich, und ich unterzog mich einer Behandlung in einem Institut für Mikro-Therapie. Die Rückenschmerzen verschwanden für kurze Zeit, stellten sich aber sehr bald wieder aufgrund von Verrenkungen, die offenbar Folge meiner Überbewegungen waren, erneut ein. Der immer wieder auftretende Rigor verstärkte die Schmerzen um ein Vielfaches. Mein Hausarzt verordnete mir eine Morphium-Schmerztherapie, die mich dermaßen schwächte, dass ich nur noch dalag, mich immer elender fühlte. Die Parkinsonmittel wirkten nicht mehr und ich war völlig steif, so sehr, dass ich es weder schaffte, vom Sessel aufzustehen noch einen Toilettengang allein zu bewältigen. Ich denke mit Schrecken an diese Zeit zurück. Abends musste Bernd mich ins Bett tragen, ich war nicht mehr in der Lage, mich alleine hinzulegen. Ich wollte nur noch eines: ins Krankenhaus.

Ich wurde in die Klinik eingeliefert, in der man stark erhöhte Leberwerte feststellte, die, um meine Leber nicht dauerhaft zu schädigen, die Ärzte dazu veranlassten, alle Schmerz- und Parkinsonmittel sofort abzusetzen und mir nur noch eine Amantadin-Dauerinfusion zu verabreichen.
Die Folge dieser Maßnahme war für mich entsetzlich: 14 Tage kein L-Dopa! Ich wurde steif wie ein Brett und saß wie ein Geier mit nach vorn gebeugtem Kopf und angezogenen Beinen im Bett. Ich konnte den Rumpf, den Kopf und meine Beine nicht mehr bewegen, das bedeutete, den Oberkörper nicht mehr aufrichten, den Kopf nicht mehr ins Kissen legen, die Beine nicht mehr ausstrecken. Dazu kamen Dystonien ohne Ende, denen ich aufgrund meiner Bewegungsunfähigkeit nicht entgegenwirken konnte. Ein Martyrium! Die Hölle kann nicht schlimmer sein, dachte ich und war drauf und dran, allen Lebensmut zu verlieren. Die Ärzte kontrollierten täglich mein Blut, aber die Leberwerte normalisierten sich nur sehr langsam. Als die Leberparameter wieder im grünen Bereich waren, erhielt ich endlich in langsamer Aufdosierung L-Dopa. Was für ein Gefühl!? Das Leben kehrte in meinen Körper zurück. Gleichzeitig wurde ich entsetzlich überbeweglich, so sehr, dass ich Arme und Beine durch die Gegend schleuderte und nicht mehr still halten konnte. Außerdem plagten mich weiterhin heftige Rückenschmerzen. In dieser Zeit war meine Familie der größte Segen für mich. Ohne Bernd und die Kinder hätte ich alle Hoffnung auf Besserung aufgegeben und mich selber auch. Die Ärzte empfahlen mir, eine Tiefenhirnstimulation durchführen zu lassen.
Nachdem ich diese bisher vehement abgelehnt hatte, war ich inzwischen davon überzeugt, dass die THS doch die einzig in Frage kommende Behandlungsform für mich sein würde, denn mein gesundheitlicher Zustand hatte sich gravierend verschlechtert. Ich war mit einer völlig unzureichenden medikamentösen Einstellung aus dem Krankenhaus nach Hause entlassen worden, und es gelang nicht, mich ambulant so einzustellen, dass ich eine halbwegs akzeptable Lebensqualität gewonnen hätte. Stattdessen zappelte ich und hatte starke Überbewegungen, oder ich blieb steif und verharrte oft stundenlang in diesem Zustand der Unbeweglichkeit. Einen Mittelweg zwischen diesen beiden Zuständen gab es kaum noch. Verschiedene Ärzte aus meinem Freundes- und Bekanntenkreis hatten mir zur Tiefenhirnstimulation geraten, weil diese für die Behandlung meiner Symptome besonders wirksam sei. Außerdem hatten mir schon vor längerem meine Neurologin und mein Hausarzt diese Operation nahegelegt, und angesichts meiner elenden Verfassung stand meine Entscheidung fest: Ich wollte mich der Kopfoperation unterziehen.
Am letzten Tag vor der Aufnahme ins Krankenhaus, in dem die THS durchge-

führt werden sollte, kamen unsere Kinder und Enkelkinder mich besuchen. Sie wünschten mir Glück und Gelingen für die bevorstehende Operation. Ich genoss den Tag und war sogar wider Erwarten recht gut beweglich. Beim Abschied vermied ich es, auch nur eine Spur von Theatralik aufkommen zu lassen. Im Stillen gingen mir viele Fragen und Ängste durch den Kopf: Ob ich nach dem Eingriff noch alle Gedanken beisammen haben werde? Ob mein Verstand noch funktionieren wird? Ob ich die Kinder und Bernd nachher wieder erkenne, oder ob ich vielleicht verwirrt sein werde? Ob ich ein psychisches Wrack sein werde? Ob mein Sprachvermögen beeinträchtigt sein wird? Ob die Operation den erhofften Erfolg bringen wird? Ob ich wieder beweglich sein werde? Hoffentlich würde die Operation gelingen!

Nach einer überraschend ruhigen Nacht, in der ich einen guten Schlaf hatte, fuhr Bernd mich zur Klinik. Auf dem Weg dorthin sagte ich: »Ich glaube, das wird der schwerste Gang in meinem Leben«, und Bernd erwiderte: »Den hast du doch schon längst hinter dich gebracht. Wenn ich an die letzten Monate denke, dann kann es doch nur besser werden.«

Bernd hatte Recht. Schon am ersten Abend in der Klinik entzog man mir die Medikamente, um tags drauf zu testen, wie gut ich noch auf L-Dopa reagierte. Ich fürchtete mich vor diesem schrecklichen off-Zustand, vor der Steifheit und den vielleicht eintretenden Krämpfen. Ich betete und summte das Kirchenlied: Meine Zeit steht in Deinen Händen. Jetzt kann ich ruhig sein, ruhig sein in Dir. Gib mir Geborgenheit. Du kannst alles wenden ... vor mich hin. Hannah, die mittlere unserer drei Töchter, hatte mir am Telefon den Ratschlag gegeben, diesen Text zu singen, weil er beruhigend wirken könne. Ich fiel zwar in eine off-Phase, aber die erwarteten Dystonien blieben aus. Ich war froh, dass alle Untersuchungen zu meinen Gunsten verliefen und der THS nichts mehr im Wege stand, so dass ich in das Krankenhaus, in dem die Operation stattfinden sollte, überwiesen werden konnte. Als ich zur Vorbereitung auf die Operation in der Klinik lag, dachte ich, als Bernd abends gegangen war, wie schön es doch wäre, wenn ich meinen Garten wieder selber bestellen könnte. Ich liebe meinen Garten. Noch lange nach dem Ausbruch meiner Krankheit hatte ich täglich darin gearbeitet. Ich sorgte dafür, dass er zu jeder Jahreszeit üppig blühte und alle Nachbarn und Freunde diese Kunst bewunderten. Manchmal schellte es an unserer Haustür und irgendeine Nachbarin stand davor, um ihre Hochachtung vor dieser Blumenpracht, den fantastisch blühenden Rosen, an mich weiter zu geben, und immer wieder blieben Spaziergänger vor der Blütenpracht stehen und staunten. Nun lag der Garten ziemlich unansehnlich da. Die

Rosenstöcke hätten längst beschnitten werden müssen, aber Bernd selbst hatte keine Zeit dafür. Es wurde allmählich ungemütlich draußen. Der Wind fegte durch den Garten, die Baumkronen bewegten sich hin und her und verloren die letzten Blätter, die dem Winter bisher noch getrotzt hatten. Ob die Operation gut verlaufen wird? Ob sich mein Traum erfüllen wird, wieder meine Gartenarbeit aufnehmen zu können? ging es mir ständig durch den Kopf. Ich liebe besonders den Frühling, die Jahreszeit, in der das Leben wieder neu erwacht, in der die Natur wieder zu wachsen beginnt, in der es in meinem Garten wieder zu sprießen anfängt.
Bernd schien sehr besorgt zu sein, als er mich am Abend vor der Operation im Krankenhaus besuchte. Ich konnte aus seinen Kummerfalten unschwer herauslesen, was er wohl dachte: Wie schwach und hinfällig sie geworden ist, in den letzten Monaten ist sie stark abgemagert, und sie hat ein bleiches Gesicht bekommen. Ihr Lächeln ist ein anderes Lächeln, als noch vor Wochen. Von Tag zu Tag wirken ihre Gesichtszüge steifer, fast maskenhaft, wie eingefroren, so dass das Lächeln unbeholfen und etwas gequält aussieht. Wie ihre Augen in tiefen Höhlen liegen und die Wangenknochen aus dem kleinen, blassen Gesicht hervorragen, als seien es spitze Felsen. Ihre Lippen gleichen schmalen, mattgrauen Seidenbändern, und die wenigen Falten, die sie hat, ziehen sich wie tiefe Furchen und Gräben durch ihr Gesicht. So oder ähnlich mussten seine Gedanken durch seinen Kopf schwirren.
Was war aus mir geworden? Einst eine tapfere Kämpfernatur, eine starke Frau, eine aktive Mutter und Lehrerin. Jetzt von Hilfe abhängig und von der Krankheit gezeichnet, war ich zu einem Häufchen Elend zusammengeschrumpft, nahezu bewegungslos. Ich gab ein erbärmliches Bild ab. Dieser Unterschied von der einstigen Power-Frau, die ich noch vor einigen Jahren war, als ich voll im Leben stand, Hausarbeit, Beruf und Fortbildungen sowie die Erziehung unserer gemeinsamen Töchter mit Bravour meisterte, und meinem jetzigen Gesundheitszustand, dem totalen Verlust der Lebensqualität, trat mir plötzlich massiv vor Augen: Ich war ein Pflegefall geworden, unfähig noch irgendeine der Leistungen zu erbringen, die mein Leben ausgefüllt hatte. In Bernds traurigem Blick erkannte ich, wie sehr er mit mir litt, aber gleichzeitig ließen seine Augen auch großen Respekt und Achtung vor mir erahnen. Er hatte nie aufgehört, mich zu lieben, auch nicht in den schwierigsten Zeiten unserer Ehe.
Tatsächlich war ich die meiste Zeit des Tages nicht mehr in der Lage, mich alleine fortzubewegen oder vom Stuhl aufzustehen. Mein Körper ließ mich einfach im Stich. Ich konnte mich anstrengen, wie ich wollte, aber ich brachte es nicht fertig, ihn aus der Sitzposition in den Stand zu bringen. Selbst bei Toilettengängen

brauchte ich Hilfe. Nachts musste Bernd mich immer wieder im Bett von der einen Seite auf die andere drehen, weil ich selbst dazu nicht mehr in der Lage war. In den letzten Monaten vor der Operation standen Bernd und viele Verwandte und Freunde mir hilfreich zur Seite und begleiteten mich bei Arztbesuchen.
Tatsächlich wirkte mein Körper ausgezehrt, die Strapazen der letzten Monate waren in mein Gesicht eingemeißelt, scheinbar unwiderruflich. Das Krankenbett schien viel zu groß für mich, eine so kleine, ausgemergelte Person. Aber es gab Wichtigeres, als über die Größe des Krankenbettes nachzusinnen. Bernd berührte meine Hände.
»Deine Hände sind schon wieder kalt, ich werde sie dir wärmen«, sagte er und umfasste meine knochige, dürre Hand. Ich spürte die wohlige Wärme, die von dieser kräftigen Männerhand ausging. Ich fühlte mich glücklich und zugleich beschützt und dachte daran, dass Bernd immer, wenn wir zusammen spazieren gingen, meine Hand umschlungen hielt und sie bei kalter Witterung stets in seine Jackentasche steckte, um sie zu wärmen.
Als sein Blick, kurz bevor er sich vor meinem großen Tag von mir verabschiedete, noch einmal zu meinen Augen wanderte, lächelte ich ihn an. Er wunderte sich, in meinen Augen Zufriedenheit, verhaltenes Glück, ja sogar Freude eingebettet zu finden. »Wie gelassen und ruhig du bist«, sagte er zu mir, »und das vor einer solchen Operation«.
»Ich habe auch keine Angst vor der Operation«, antwortete ich. »Und falls etwas schief geht, ich habe auch keine Angst vor dem Tod, Bernd. Vielleicht vor dem Sterbeprozess, weil ich nicht weiß, ob es ein langes Leiden sein würde. Aber vor dem Tod, ... nein, vor dem Tod ängstige ich mich nicht. Ich glaube, dass es ein Weiterleben nach dem Tod gibt und dass ich in Gottes Nähe sein werde. Ich stelle mir vor, dass ich meine Mutter, deine Eltern und alle verstorbenen Freunde, auch alle toten Parkinson-Freunde, zum Beispiel Ingo und Agnes, wieder sehen werde, in welcher Form auch immer. Ich habe die glaubende Gewissheit, dass ich all diesen lieben Menschen wieder begegnen werde.«
»Angela, die Operation wird gut verlaufen. Der Doktor ist ein fachkompetenter, erfahrener und gewissenhafter Arzt. Du hast selber gesagt, dass er ein exzellenter Operateur auf dem Gebiet der Tiefenhirnstimulation sei«, entgegnete Bernd.
»Bernd!?« hob ich in einem feierlich anmutenden Ton an: »Ich möchte dir noch verschiedene Dinge sagen.«
»Und was?«, fragte er mich leise und etwas irritiert wegen des Wortes »noch« in meinem Satz. Was mag es sein, was sie mir noch mitteilen will, überlegte Bernd.
»Bernd, du sollst wissen, dass ich mit meinem Leben zufrieden war, auch mit und

trotz dieser blöden Krankheit. Du und unsere Kinder, überhaupt ihr alle, meine ganze Familie, und viele andere haben es lebenswert gemacht. Ihr alle wart immer für mich da und habt mir alles so leicht wie möglich gemacht. Ich bin unendlich stolz auf euch. Eine solche Familie zu haben ist keine Selbstverständlichkeit. Ich habe mich immer auf euch verlassen können. Dafür möchte ich euch allen danke sagen. Wir haben eine schöne Zeit miteinander verbracht.«

Bernd wollte etwas sagen, aber seine Stimme war wie betäubt. »Erinnerst du dich noch an unsere erste Begegnung auf der Abiturfeier meines Bruders?«, fragte ich.

»Ja, natürlich«, sagte Bernd. Vor seinen Augen sah er mich in der Küche meines Elternhauses stehen, der Mutter bei der Vorbereitung des Büfetts für die Feier helfen, damals noch mit kindlicher Unbeschwertheit und in völliger Gesundheit.

»Bernd?«, sagte ich fragend, und meine Stimme rief ihn wieder zurück ins Krankenzimmer. »Ja«, antwortete er, »ich habe gerade daran gedacht, wie wir uns kennen gelernt haben.«

»Manchmal laufen vor meinem inneren Auge unsere gemeinsamen Erlebnisse wie ein Film ab: unser erster Urlaub in Spanien, unsere erste Wohnung auf dem Lande, unser Hausumbau und ... ich bin froh, das alles mir dir erlebt zu haben.« Er unterbrach mich: »Aber das Beste sind ja wohl unsere drei Töchter.« »Ja, das ist das Beste, was uns jemals passieren konnte«, stimmte ich ihm zu. »Sie sind und waren immer der Hauptinhalt unseres Lebens.

Bernd, es gibt aber noch etwas, was du wissen sollst. Ich habe einen Brief für Nicola, Hannah und Lena geschrieben und ebenfalls einen an unsere Enkelkinder. Die Briefe liegen in der großen Schublade meines Sekretärs im Dachzimmer. Auf dem einem steht ›Für Nicola, Hannah und Lena‹, auf dem anderen: ›An meine Enkelkinder Paula und Johanna‹. Du kannst die Briefe lesen. Falls bei der Operation etwas schief geht, gib sie dann später bitte an die Kinder weiter. Und noch etwas ist mir wichtig, Bernd. Für alles, was zwischen uns nicht gut gelaufen ist und für all das, womit ich dir wehgetan habe oder was dich verletzt hat, möchte ich mich bei dir entschuldigen. Du kannst sicher sein, ich habe dich immer geliebt.«

Bernd beugte sich zu mir herab und küsste mich. »Ich liebe dich auch. Du brauchst dich nicht zu entschuldigen. Es ist alles gut, okay?«

Bernd verließ mich mit einem unguten Gefühl im Bauch. Er machte sich große Sorgen: Ob die Operation gelingen würde? Sie musste einfach gelingen. Er setzte sein ganzes Vertrauen in den Operateur, der am Abend noch bei mir im Krankenzimmer gewesen war und sehr beruhigend und zuversichtlich auf uns beide gewirkt hatte.

5. Seht immer zuerst das Gute

Zu Hause stieg Bernd die schmale Treppe zum Dachzimmer empor, öffnete die große Schublade des Sekretärs und sah dort die Briefe liegen, von denen ich gesprochen hatte. Sie waren beide mit einem blauen Schleifenband zusammengebunden. Bernd nahm sie heraus und betrachtete die Aufschrift des oben liegenden Briefes: »Für Nicola, Hannah und Lena«. Die Schrift, in schwarzer Tinte mit geschwungenen Anfangsbuchstaben der Namen, so ordentlich wie es meine Art war. Bernd öffnete das Schleifenband des obersten Briefes, von den Fesseln der Verschwiegenheit befreit, holte das Blatt Papier aus dem Umschlag, faltete es auseinander und las:

Liebe Nicola, Hannah und Lena,

Ihr wart alle eine große Hilfe für mich. Ohne euch hätte mein Leben fad und öde ausgesehen. Ihr habt es mir mit und trotz meiner Parkinson-Krankheit farbenfroh und lebenswert gemacht. Ich hatte immer das Gefühl, dass ihr mir beisteht, für mich da seid und mir alles so leicht wie möglich macht. Ich habe stets eure Liebe und Zuwendung gespürt, und ich war immer und bin es noch: unendlich stolz auf euch, und ich weiß sicher, dass euer Vater nicht minder stolz auf euch ist. Solch eine tolle Familie zu haben, ist keine Selbstverständlichkeit. Ich war immer sicher, dass ihr mich nicht verlasst, dass ihr mich tragt. Dafür danke ich euch aus tiefstem Herzen und aus tiefster Seele. Ihr seid der Hauptinhalt meines bzw. unseres Lebens. Ich habe erfahren dürfen, dass ihr die empfangene Liebe im Übermaß an mich zurückgeben konntet und es ohne Einschränkung getan habt.
Ihr seid zu jungen Frauen herangewachsen, die wissen, worauf es im Leben ankommt: nicht auf Ellbogenmentalität, sondern auf die wahre Liebe, wie sie das Hohelied der Liebe (1. Korinther-Brief von Paulus) beschreibt. Vielleicht findet ihr Zeit, es euch einmal durchzulesen. Es ist einer der schönsten Texte der Bibel und darüber hinaus der gesamten Weltliteratur. Eure Partner habe ich ebenfalls fest ins Herz geschlossen. Michael, Thomas und Sven sind wunderbare Menschen. Ich bin dankbar, dass ihr, Nicola, Hannah und Lena, den dreien begegnet seid und euch gefunden habt. Mein Wunsch für eure Zukunft ist: Wendet euch immer der Sonne zu, sucht die Freude und »jagt« ihr nach, dann ist das Leben nicht mehr beschwerlich. Man kann in allen Dingen Gutes und Schlechtes sehen. Seht immer zuerst das Gute, es ist stets der bessere Weg, der euch selber auch froher macht. Ihr alle seid großartige Menschen. Ich wünsche

euch Glück in eurem weiteren Leben, vor allem auch Gelassenheit, denn wir nehmen vieles oft so wichtig und machen uns das Leben so schwer, statt es zu genießen und dankbar dafür zu sein, wie viel Gutes uns täglich widerfährt.
Ohne euch wäre ich arm dran gewesen. Danke für jeden guten Zuspruch, für jede Ermutigung, jeden warmen Händedruck und jede liebevolle Umarmung, für jede kleine Hilfe und für jede große Hilfe, für euer Mitleiden und Mitgefühl, wenn es mir schlecht ging, aber auch für jedes miteinander Lachen und jede Mitfreude und alle schönen gemeinsamen Erlebnisse. Danke dafür! Gott sei Dank, dass es euch alle gibt, und Gott sei Dank, dass es euch gibt, wie ihr seid. Ihr habt mich reich beschenkt mit eurem So-Sein. Macken hat jeder. Ich auch. Aber wichtig ist, dass der Kern stimmt, und bei euch allen stimmt er eben. Ihr werdet alle immer einen Platz in meinem Herzen haben.
Der Brief endete mit *In Liebe! Eure Angela*

Bernds Blick schweifte noch einmal über das Blatt Papier. Die Buchstaben verschwammen vor seinen feuchten Augen. Angela hatte einen Abschiedsbrief verfasst. Das machte ihm Angst. Aber Bernd sträubte sich innerlich mit aller Gewalt gegen die Vorstellung, dass meine Operation misslingen könnte. Er musste und wollte optimistisch bleiben.
In Gedanken sah er mich als junge Frau. Am Tag unserer ersten Begegnung hatte er mir vorgeschlagen, gemeinsam zu einem Fest anlässlich des 50-jährigen Bestehens des Stadtgartens zu gehen, das mit einem großen Feuerwerk enden sollte. Ich willigte ein, und wir verabredeten uns für Freitag, 18.00 Uhr.
Bernd holte mich pünktlich ab. »Gut siehst du aus«, begrüßte er mich lächelnd. »Danke«, erwiderte ich. »Du bist ja überpünktlich. Gehen wir gleich in den Stadtgarten? Oder machen wir vorher noch etwas anderes? Das Feuerwerk ist erst um 23 Uhr.« »Wenn du Lust hast, können wir ja vorher noch etwas spazieren gehen, vielleicht zur Aussichtsplattform am See. Der Weg dorthin führt durch einen wunderschönen Buchenwald.« »Gute Idee«, fand ich. Ich hatte es mir auf dem Beifahrersitz bequem gemacht, die Beine übereinander geschlagen und schaute Bernd von der Seite an. Er spürte, wie mein Blick an ihm haftete, wie ich ihn taxierte. »Kennst du die Aussichtsplattform am See?«, versuchte er meine Aufmerksamkeit umzulenken. »Klar doch, ja, ein schönes Fleckchen Erde.«
»Da wären wir«, sagte Bernd, und dann stiegen wir aus und schlenderten eine Zeitlang schweigend nebeneinander her.
»Ich freue mich, dass du spontan zugesagt hast, als ich dich gefragt habe, ob du

mit zum Feuerwerk gehst«, fuhr er fort: »Schau mal, ist das nicht eine herrliche Aussicht? Komm, wir setzen uns hier auf die Klippe und genießen den wunderschönen Blick.« Ich war überwältigt von dieser Aussicht, noch mehr von der Stimmung.

Der See lag friedlich da mitten in der herrlichen Landschaft und regte sich nicht, so still als sei er von einer Klarsichtfolie überzogen. Kein Windhauch war zu spüren. Das Wasser glitzerte silbrig in der Sonne. Weit hinten konnte man ein paar Segelboote entdecken, die wie kleine Spielzeugschiffe über den See dahin glitten. Wir saßen beide, die Natur bestaunend, auf einem Stück Wiese zwischen den hohen Buchen, als ich plötzlich etwas unwirsch raunte: »Hier stinkt es. Irgendwo muss hier ein Hundehaufen oder so etwas rumliegen. Lass uns einen anderen Platz suchen.« Bernd hatte diesen Gestank ebenfalls bemerkt und stand sofort auf. »Iiiihh«, schrie ich, »schau dir mal dein Hinterteil an«, und ich prustete laut los: »Das ist ja ein absoluter Volltreffer. Hebt sich gut von der hellen Hose ab.« Bernd warf einen Blick über die Schulter auf sein Hinterteil. Ein bestialischer Gestank drang in seine Nase. »Scheiße«, rief er. »Ja, im wahrsten Sinne des Wortes. Hier handelt es sich um Scheiße«, amüsierte ich mich. »Find ich gar nicht lustig«, murmelte Bernd vor sich hin. »Was mach ich jetzt bloß? Wie soll ich mit dieser Hose ins Auto steigen?« Ich kicherte. »Rutsch doch erst mal ein bisschen mit dem Hinterteil über die Wiese, damit wenigstens der dickste Dreck abgeht.« Bernd setzte sich auf das Fleckchen Wiese und schubbelte seinen Allerwertesten hin und her. Der gröbste Mist klebte nun an den Grashalmen, aber die helle Jeans war breitflächig braun beschmiert und stank erbärmlich. »Scheiße«, fluchte Bernd. »Wir müssen wohl vor dem Feuerwerk noch mal nach Hause, damit ich mich umziehen kann.« Ich fand die Situation urkomisch und lachte aus vollem Herzen, so dass Bernd auch nicht mehr ernst bleiben konnte. »Scheiße auf dem Hinterteil, findet mancher supergeil«, alberte ich herum, und Bernd konterte: »Scheiße auf der Hinterbacke, das ist wirklich echte Kacke.« Am Auto angekommen, pellte sich Bernd vorsichtig aus seiner Jeans und setzte sich in Unterhose ans Steuer. »Öfter mal was Neues. Jetzt fehlt nur noch, dass wir in eine Polizeikontrolle kommen«, flachste Bernd.

Jäh wurde Bernd aus seiner Reise in die Vergangenheit zurückgeholt, als plötzlich das schrille Klingeln des Telefons ertönte. Er fuhr erschrocken in die Höhe, griff noch halbwegs in den Erinnerungen verfangen, nach dem Hörer und meldete sich: »Rechmann hier, guten Tag.« »Hallo Papa, ich bin es, Nicola. Ich wollte fragen, wie es Mama geht.« Nicolas Stimme klang jung und klar. »Gut. Sie ist sehr

zuversichtlich und hat keine Angst vor der Operation, wie sie mir glaubhaft versicherte.« »Hoffentlich geht auch wirklich alles gut. Hast du Mama ausgerichtet, dass wir morgen an sie denken und für die beten? Paula und Johanna werden morgen in der Kirche eine Kerze für sie anzünden.« »Ja, Angela weiß das«, erwiderte Bernd. »Wenn nur alles gut geht«, sagte Nicola. »Mama hatte es nicht leicht in der letzten Zeit. Ich wünsche ihr so sehr, dass dieses Elend bald ein Ende hat und dass ihre Hoffnung auf Besserung ihres Gesundheitszustandes sich auch erfüllt.« »Ja, Nicola, das hoffen wir alle.« »Das Schreckliche ist, dass wir ihr im Grunde nicht wirklich helfen konnten und dem Leiden tatenlos zusehen mussten. Das ist das Entsetzliche«, fuhr Nicola fort. »Wenn du Mama morgen besuchst, dann grüße sie bitte von uns allen. Wenn sie Hilfe braucht, soll sie sich melden, okay? Ich komme sie vielleicht übermorgen Nachmittag besuchen, wenn sie dann schon Besuch haben möchte, ja?« »Okay Nicola, und danke für deinen Anruf.« »Also dann tschüß«, sagte Nicola und legte auf.
Bernd legte das Telefon wieder auf den Schreibtisch und nahm den Brief, den ich für Paula und Johanna hinterlegt hatte, in die Hände, betrachtete den sorgfältig mit dem blauen Schleifenband umschlungenen Umschlag und löste die Schleife. Er entnahm den Brief, faltete das Blatt auseinander und begann zu lesen:

Liebe Paula, liebe Johanna,

Ihr seid wunderbare Enkelkinder, und ich liebe euch sehr. Ich freue mich jedes Mal, wenn ich von euch höre (zum Beispiel am Telefon) oder wenn ich euch sehe (wenn ihr mich besuchen kommt). Leider habt ihr eine kranke Oma Angela, die vieles nicht mehr kann, was sie früher alles so gerne gemacht hat. Ich will euch davon erzählen: Zeit meines Lebens habe ich Kinder sehr gemocht. Als ich selber noch ein Kind war, war ich eine kleine »Puppenmutter«, die ihre Puppen gefüttert, gepflegt und umsorgt hat wie eine Mutter ihre Kinder.
Als Jugendliche habe ich oft als Babysitter gearbeitet und kleine Kinder betreut. Immer wenn wir zu Hause von Familien mit Kindern Besuch hatten, dann war ich für sie ein willkommener «Kinder-Bespaßer«, so wie Christoph, Nicos und Michas Freund, es oft für euch ist, und ich habe die Kleinen gerne bespaßt. Es hat mir viel Freude bereitet.
Als ich etwas älter wurde, träumte ich davon, selber Mutter zu werden und möglichst viele Kinder zu bekommen, am liebsten eine ganze Fußballmannschaft. Aber daraus ist nichts geworden, stattdessen habe ich drei wunderbare Töchter, die besser als jede Fußballelf sind. Eine dieser Töchter ist eure Mama Nicola.

Opa Bernd und ich haben viele glückliche Stunden mit ihnen verbracht. Wir sind durch Wälder gestrolcht, haben Zoo-Besuche gemacht und viel Zeit mit unseren Kindern auf Spielplätzen zugebracht. Auf unseren zahlreichen Urlaubsreisen haben wir gemeinsam eine Menge spannender Abenteuer erlebt, wie zum Beispiel die Bärensuche in Finnland.

Als du, Paula, geboren wurdest, war ich die stolzeste Oma der Welt und als du, Johanna, geboren wurdest, war ich wieder die stolzeste Oma der Welt, und ich bin es bis heute geblieben. Ihr seid jetzt schon 6 1/2 und 5 Jahre alt, und ich bin unendlich froh und glücklich, dass es euch gibt und dass ich eure Oma sein darf. Ihr musstet schon sehr früh lernen, dass ich oft Hilfe brauche und vieles nicht mehr mit euch unternehmen kann. Ich bewundere euch, wie selbstverständlich ihr mit meiner Behinderung umgeht. Es gibt wenige Kinder, die das können. Besonders bewundernswert ist, dass ihr mir so viel Verständnis entgegenbringt und stets zur Hilfe bereit seid. Zum Beispiel wenn ihr ohne Widerworte oder Quengelei hinnehmt, dass wir eine Vorlesestunde einlegen müssen, weil ich mal wieder schlecht beweglich bin und kaum laufen kann, und obwohl ihr euch vielleicht gerade wünscht, lieber etwas anderes tun zu können. Ihr helft mir dann, indem ihr mir »ein Beinchen stellt« oder den Rollstuhl schiebt. Ich weiß, dass es euch auch traurig macht, wenn ihr seht, dass es mir schlecht geht oder dass ich Schmerzen habe. Ich weiß auch, dass ihr für mich betet und dass ihr in der Kirche Kerzen für mich anzündet. Ich finde das toll von euch und danke euch von Herzen dafür.

Wisst ihr, es gibt Stunden, da bin ich sehr traurig, dass ich mit euch nicht herumtollen kann, wie ich es gerne möchte, dass ich euch nicht mal eben zu einem Ausflug einladen kann, in den Zoo, in ein Kindermuseum, in ein Theaterstück ... Ja, ich bin sogar traurig wegen noch viel schlichterer Dinge, z.B. dass ich euch nicht die Tür öffnen kann, wenn ihr draußen ruft und klopft. Ich bin traurig, dass ich euch nicht entgegenlaufen kann, um euch in die Arme zu schließen, euch fröhlich zu begrüßen oder irgendwelchen Quatsch mit euch zu machen. Manchmal weine ich deshalb, aber dann fällt mir wieder ein, dass ich so froh bin, dass ich euch beide habe und dass ich aus diesem Grunde gar nicht traurig sein kann, denn was gibt es Schöneres und Froh-Machenderes als zwei solche tollen Enkelkinder zu haben. Wenn ich mir das klar mache, geht es mir sofort wieder besser. Und noch besser geht es mir, wenn ich euch dann wieder sehe, wenn ich eure Stimmen höre, wenn ich euer Kinderlachen sehe, eure Offenheit spüre und wenn ich merke, dass ihr glücklich seid. Ihr habt in eurem kurzen Leben, denn die längste Zeit liegt ja noch vor euch, schon unendlich viel gelernt, darunter ganz besondere Fähigkeiten, die nicht jeder besitzt: Hilfsbereitschaft, Umsicht, Toleranz, soziales Verhalten, Rücksichtnahme. Das sind schwierige Wörter, die bedeuten, dass ihr denjenigen helft, die eure Hilfe brauchen, dass ihr Behinderte achtet und beachtet. Ihr schaut nicht weg, wenn sie euch brauchen, sondern schreitet zur Tat. Ich bin sicher, dass ihr Kranke und Hilflose nie ausgrenzen oder sie ihrer Hilflosigkeit überlassen würdet. Das ist großartig, und das erfüllt mich mit Stolz.

Ihr beide, Paula und Johanna, habt mich immer deutlich spüren lassen, dass ihr mich liebt. Was kann ich mir denn mehr wünschen, als solche guten Enkelkinder? Ihr habt mir immer wieder Mut gemacht, wenn es mir nicht gut ging. So gestärkt von euren Worten konnte ich zuversichtlich und ohne Angst der Zukunft entgegensehen. Ohne euch wäre mir das nicht gelungen.

Mein jetziger schlechter Gesundheitszustand veranlasst mich, euch diesen Brief zu schreiben. Ich habe mich für eine Gehirnoperation entschieden, von der ich mir Besserung erhoffe. Ich weiß, dass ihr an mich denkt und mich in euer Gebet einschließen werdet.

Liebe Paula und liebe Johanna, auch ich wünsche mir, wie ihr es mir ebenfalls von Herzen wünscht, dass die Operation gut ausgeht und dass sich daraus wieder neue Möglichkeiten für uns alle ergeben. Ich träume vom kommenden Sommerurlaub, den wir mit dir, Paula, im Périgord verbringen werden, und ich träume auch vom darauf folgenden Sommerurlaub, den wir mit dir, Johanna, am selben Ort verbringen werden.

Paula, du hast mir kürzlich am Telefon so viel Mut gemacht, als du mit lachender Stimme und mit tiefer Überzeugung sagtest: »Oma Angela, das muss aber jetzt besser werden mit Hilfe der Operation, denn du willst ja mit mir in Urlaub fahren, und dort wollen wir so viele schöne Sachen zusammen machen.« In deiner Stimme lag so viel Zuversicht, dass nicht eine Sekunde lang Zweifel aufkommen konnten, dass die Operation vielleicht doch keine Besserung bringen würde.

Ihr sollt wissen, dass ich keinen Tag meines Lebens missen möchte, denn jeder, auch ein schlechter Tag, war ein lebenswerter Tag, und auch schlechte Erfahrungen haben mein Leben bereichert. Ich hatte und habe immer noch ein schönes Leben. Ich bin zufrieden. Ich danke euch für alles und umarme euch!

Eure Oma Angela

6. Ein Traum

In der Nacht vor der Operation hatte ich einen merkwürdigen Traum.

Im Traum begegnete ich Peter, einem Parkinson-Kranken, mit dem ich mich freundschaftlich verbunden fühlte. Über ihn hatte ich Kontakt zu einer Selbsthilfegruppe im Internet: ›parkins-on-line‹ (PAoL) bekommen und auf diese Weise meinen Freundeskreis um zahlreiche liebenswerte Menschen aus der näheren und weiteren Umgebung erweitert.

Im Traum saß ich im Rollstuhl und fuhr eigenhändig mit diesem Gefährt in meinen Garten, um ein wenig Sonne zu tanken, als plötzlich völlig unerwartet wie aus heiterem Himmel Peter vor mir stand und mich aufforderte, mit auf die Straße zu kommen, weil dort jemand auf mich warte. Ich war erstaunt über seine fordernde und vorwurfsvoll klingende Stimme, erhob mich aus dem Rollstuhl und folgte ihm sofort bereitwillig ohne jede Nachfrage. Draußen auf der Straße war zunächst nichts Auffälliges zu sehen, und ich fragte Peter. »Was soll ich denn hier?« Peter schwieg und zeigte mit seiner Hand auf die gegenüberliegende Straßenseite, wo sich eine Menschenmenge schwarz gekleideter Personen versammelt hatte, deren Gesichter für mich aus der Distanz nicht zu erkennen waren. Ich konnte aber sehen, dass sich die Leute angeregt unterhielten. Peter gab mir mit einer Handbewegung zu verstehen, dass ich mich hinüber zu der Gruppe begeben sollte. Ich zögerte erst ein wenig, weil ich nicht so recht wusste, ob ich in dieser Gruppe überhaupt willkommen war, und überquerte schließlich nach einer zweiten gestischen Aufforderung durch Peter die Straße. Kaum war ich in die Nähe der Menschenansammlung gekommen, richteten alle, die gerade noch in intensiven Gesprächen verwickelt schienen, ihre Blicke auf mich und lächelten mich an. Plötzlich bemerkte ich, dass ich viele der Anwesenden kannte. Es waren lauter Leidensgenossen, an Parkinson erkrankte Freunde, die bereits gestorben waren. Sie begrüßten mich fröhlich, strahlten förmlich vor Freude, mich wieder zu sehen, und setzten dann ihre Unterhaltung fort, in die ich nun einbezogen war, so als gehörte ich schon immer zu diesem Kreis.

Ich erwachte von Stimmen, die ich nicht gleich zuordnen konnte. War es etwa Peter, den ich hörte, oder waren es meine verstorbenen Freunde auf dem Bürgersteig, die sich unterhielten? Ich blickte umher. Wo war ich gerade? Noch auf dem Bürgersteig inmitten der Freunde? Aber ich konnte, als ich die Augen öffnete, niemanden entdecken. Ach, das alles war nur ein Traum, dachte ich. Ein merkwürdiger Traum! Ich versuchte, so gut es ging, den Traum zu recherchieren. Ja, ich hatte meine kranken, verstorbenen Freunde leibhaftig vor mir gesehen. Und es war eine

friedvolle, harmonische Versammlung, der ich im Traum beigewohnt hatte, mehr noch, in die ich integriert war. Ich wurde stutzig. Ich, inmitten vieler »auferstandener« Toten, ging es durch meinen Kopf. Was hatte das zu bedeuten? War ich dem Tode geweiht? War ich etwa schon mit einem Bein auf der anderen Seite? Nein, das wollte ich nicht glauben, denn zu Beginn des Traumes erhob ich mich problemlos und ohne jede Anstrengung aus dem Rollstuhl und folgte Peter zu Fuß. Ich wirkte gesund, so als hätte ich nie Parkinson gehabt.
Ich bemerkte, dass ich mich im Krankenzimmer einer Klinik befand. Ich fühlte mich elend. Gott sei Dank, dachte ich, es war wirklich nur ein Traum. Es war noch recht dunkel, nur durch die einen spaltbreit geöffnete Tür drang etwas Licht ins Zimmer. Da hörte ich wieder diese Stimmen. Es waren die Ärzte, die auf dieser Station stets schon um 7 Uhr ihre Visite machten.

7. Die Tiefenhirnstimulation

Die THS schien die sinnvollste Behandlungsmöglichkeit für mich zu sein. Mein Leidensdruck war inzwischen so groß geworden, dass ich diese Operation regelrecht herbeisehnte. Je eher, desto besser, dachte ich und beschäftigte mich eingehend mit dieser Möglichkeit.
Ich hampelte herum und zappelte wie ein Spastiker, fiel vor lauter Überbewegungen beim Frühstück vom Stuhl, warf versehentlich Geschirr vom Tisch und zerschlug während der kommenden Wochen mehr Porzellan als je zuvor in meinem Leben. So schnell wie meine Dyskinesien waren, so schnell und plötzlich schlug die Beweglichkeit in totale Steifheit um. Meine Rückenprobleme nahmen wieder zu, und eine erneute Behandlung im Institut für Mikro-Therapie blieb ohne durchschlagenden Erfolg.
Ich hatte verschiedene Erkundigungen über Kliniken eingezogen, in denen die THS durchgeführt werden konnte, hatte Freunde und Bekannte, Kliniken, Ärzte befragt und Telefonhotlines als Informationsquellen genutzt. Immer wieder wurde mir der gleiche Arzt empfohlen, den ich später persönlich als einen menschlich sehr angenehmen und fachlich äußerst kompetenten und gewissenhaften Arzt kennen lernen durfte. Ich erfuhr, dass man sich am besten in einer Klinik zur Vorbereitung auf die THS anmeldet. Dort würde man einen Termin für die Operation in einem anderen Hospital bekommen und nach erfolgter Operation zur Nachsorge

wieder in das Krankenhaus zurückkehren, das die Voruntersuchungen durchgeführt hatte.

Ich erhielt recht bald einen Aufnahmetermin. Die Ärzte nahmen alle möglichen neurologischen Untersuchungen vor und checkten mich komplett durch, denn nicht jeder Parkinsonkranke ist ein geeigneter THS-Patient.

Die THS wird nur bei bestimmten Patienten durchgeführt: die möglichst unter siebzig Jahre alt sind, die keine Demenz-Erscheinungen und Verwirrtheitszustände aufweisen, die Parkinson im fortgeschrittenen Stadium haben, (d.h. starke Fluktuationen der Beweglichkeit, einen häufigen Wechsel von on- und off-Phasen, oftmals heftige Dyskinesien oder einen starken Tremor), die noch gut auf L-Dopa ansprechen, bei denen andere Behandlungsmöglichkeiten bereits ausgereizt wurden (z.B. medikamentöse Behandlungen) bzw. keine wirklich Erfolg versprechende Behandlungsalternative darstellen, die keine schwerwiegenden anderen Erkrankungen haben, die einer erfolgreichen THS im Wege stünden.

All diese Bedingungen erfüllte ich glücklicherweise, und das Schönste für mich war, dass ich direkt einen Anschlusstermin für die Operation bekam und nicht mehr zwischendurch nach Hause musste. Ich wurde also in die Klinik verlegt, in der ich operiert werden sollte. Nach etlichen Terminverschiebungen aufgrund unterschiedlichster Probleme (erhöhte Leberparameter im Blut, Defekt am MRT-Gerät, angeblich erhöhter Quick-Wert in meinem Blut, was sich als Fehlmessung erwies) war endlich der Operationstag herangerückt. Der Operateur hatte sich in meinem Fall fur eine Operation unter Vollnarkose entschieden (im Normalfall wird diese Operation nur zu Beginn unter örtlicher Betäubung, dann ohne weitere Narkose durchgeführt), da er der Meinung war, dass ich wegen der enormen Rückenprobleme die Operation nicht durchstehen würde. Er war sicher, den richtigen Zielort für die Elektroden auch in Vollnarkose zu finden. Ich hatte volles Vertrauen in ihn.

THS-Patienten werden in der Regel bei vollem Bewusstsein operiert. Lediglich zu Beginn der Operation, wenn der Arzt den Kopf des Patienten fest in einem »Rahmen« fixieren muss, um jede Bewegung des Kopfes während der Operation auszuschließen, erhält der Patient eine kurze Narkose. Die Löcher für die Elektroden werden bei vollem Bewusstsein des Patienten in die Schädeldecke gebohrt, weil die Schädeldecke schmerzunempfindlich ist. Der Patient und das Ärzteteam können miteinander kommunizieren, und es kann präzise die Stelle im Hirn lokalisiert werden, wo die beste Wirkung der Elektroden feststellbar ist.

Am Morgen des Operationstages wurde ich vorbereitet: ich zog das »Engelhemdchen« und die Thrombosestrümpfe an und wurde dann in den Operationssaal hinuntergefahren. Einen Augenblick lang dachte ich darüber nach, ob ich von der Liege springen und weglaufen sollte. Als mich dann aber der Anästhesist, mit dem ich tags zuvor ein sehr ausführliches und angenehmes Gespräch hatte, freundlich anlächelte und sagte: »So, liebe Frau Rechmann, jetzt werden noch eben die Haare rasiert, und dann setze ich Ihnen eine kleine Spritze, wonach Sie einen kleinen blauen Traum haben und ein wenig schlummern werden«, entschied ich mich, den eingeschlagenen Weg nun auch zu Ende zu gehen.

Die Operation dauerte gut neun Stunden. Als ich aufwachte, lächelte mich der Anästhesist wieder an und sagte: »Frau Rechmann, es ist alles überstanden. Die Operation hat wunderbar geklappt. Sogar der Generator ist schon implantiert, also keine weitere Operation mehr nötig. Sie haben hervorragend mitgearbeitet.« Dabei grinste er selbstzufrieden.

Ich lächelte und brachte vor lauter Glück nichts anderes hervor als ein »Gott sei Dank!« Ich war der glücklichste Mensch weit und breit. Jedenfalls fühlte ich mich so. Alle Ängste und inneren Nöte waren schlagartig wie weggeblasen und, ja – es war wie ein Wunder, ich spürte meinen Körper wieder, ich hatte ein angenehmes Körpergefühl, ich merkte, dass ich nicht mehr steif war, dass wieder Leben in meinen Körper zurückgekehrt war. Ich spürte, dass mein Körper beweglich war. Einen glücklicheren Augenblick konnte ich mir nicht vorstellen. Meine Ausdrucksmöglichkeiten, diesen Moment angemessen zu beschreiben, versagen an dieser Stelle. Ich war einfach nur unendlich froh und selig, die Operation überstanden zu haben und fühlte mich wie ein neugeborener Mensch, dem soeben das Leben neu geschenkt worden war. Ich hatte gerade meine zweite Geburt erlebt. Ich weinte Freudentränen.

Rückkehr des verlorenen Sohnes

Mein Körper
der verlorene Sohn
ist zurückgekehrt
Ich schließe ihn in meine Arme
Ich spüre ihn wieder
wie einst
So schön ist das!

Es geschehen Wunder

Vom Wunder sprachlos – wie benommen
das Leben neu geschenkt bekommen
Als sei der Körper neu geboren
hab' ich die Steifigkeit verloren
und auch die Starre im Gesicht
ist fort, es gibt sie nicht
Ich lebe wieder

Oben auf der Station warteten Bernd und unsere jüngste Tochter Lena schon sehnsüchtig auf mich.

Bernd bemerkte als erster, dass ich so gemütlich wie sonst nie im Bett lag. Ich hatte eine Hand nach oben unter dem Kopfkissen abgelegt. Erstaunt sagte er »Du kannst dich ja wieder richtig gemütlich ins Bett legen. So hab ich dich ja schon ewig nicht mehr liegen sehen.« Mir selbst war das noch gar nicht aufgefallen, aber ich lag erstmalig wieder richtig bequem im Bett. Wenngleich ich auch die Nacht nach der Operation kaum ein Auge zutun konnte, vermutlich wegen der großen Aufregung, so hielt mein Glücksgefühl in den nächsten zwei Tagen nach der Operation an, denn ich war sehr gut beweglich und konnte quasi durchgehend den ganzen Tag lang laufen: ein Beweis dafür, dass die Operateure trotz Vollnarkose die Zielpunkte für die Elektroden tatsächlich genau getroffen hatten.

Doch auf die anfängliche Euphorie folgte schon bald die Ernüchterung. Am zweiten Tag nach der Operation erschrak ich, als ich mich im Spiegel mit einem blauen Auge sah, zunächst war nur das Lid blutunterlaufen, tags drauf dann war das Auge rundherum blau wie nach einem erfolgten Boxkampf. Auch das andere zeigte Blessuren. Von den Ärzten erfuhr ich, dass es bei ca. 20 % der Tiefen-Hirn-Stimulierten nach der Operation zu diesen Blutergüssen komme, weil das Blut, das durch die Verletzungen am Kopf, die beim »Einschrauben« des Kopfes entstehen, in die Weichteile des Kopfes ablaufe, und das seien die Augenlider und Tränensäcke. Zwar sah das nicht gerade schön aus, aber was bedeutet schon ein Bluterguss gegenüber der lang ersehnten Beweglichkeit?

Meine Stimmung nach der Operation war also sehr gut. Ich war dienstags operiert worden und wurde am Freitag in das Krankenhaus zurückverlegt, das die Voruntersuchungen durchgeführt hatte und das nun auch die Einstellung des Stimulators vornehmen sollte. Die nun folgende Zeit empfand ich als äußerst anstrengend, und es war auch eine schwere Zeit für die ganze Familie. Die Einstellung des Generators erforderte unendlich viel Geduld von mir, die ich fast nicht aufbringen konnte. Gefühlsschwankungen waren an der Tagesordnung, weil mir alles nicht schnell und zügig genug ging. Nach einer solchen Operation denkt der Patient/die Patientin natürlich: Jetzt sind alle gesundheitlichen Probleme gelöst, aber so ist es nicht. Unmittelbar nach der Operation wirkte noch allein der operative Eingriff, das Einsetzen der Elektroden stimulativ, so dass ich eine große Beweglichkeit hatte. Später dann rufen die Elektroden keine Beweglichkeit mehr hervor, wenn nicht zuvor der Generator in Gang gesetzt wurde.

Da ich erst freitags zurückverlegt worden war, also am Wochenende, wurde auch mein Generator noch nicht eingeschaltet. Damit wollten die Ärzte erst am Montag beginnen, so dass ich am Wochenende wieder einen körperlichen Zustand erlebte, wie ich ihn nur zu gut aus der Zeit vor der Operation kannte. Ich fiel in ein physisches und auch psychisches Loch, weil ich glaubte, nichts habe sich geändert. Ich war wieder steif wie ehedem. Eine schreckliche Erfahrung! Ich sehnte den Montag herbei, an dem mit der Stimulation begonnen werden sollte. Endlich war es dann soweit! Aber auch in der folgenden Zeit brauchte ich enorm viel Geduld, weil der Generator nur in winzig kleinen Schritten allmählich hochgefahren wurde und deshalb nicht gleich die Erfolge der Operation zu sehen waren. Ohne meine Familie und gute Freunde wäre ich vielleicht in dieser Zeit sehr verzweifelt gewesen, aber durch deren Hilfe, durch gutes Zureden, Aufmuntern und Ermutigen habe ich auch diese schwere Zeit überstanden. Das Wichtigste für mich war in dieser Zeit, immer wieder aufmerksam darauf gemacht zu werden, dass eine THS einen solch massiven Eingriff ins Gehirn darstellt, dass auch der Körper und die Psyche Zeit brauchen, ihn zu verkraften und sich Fortschritte nur langsam einstellen können sowie sehr viel Geduld von mir einfordern.

Schließlich hatte ich durch die Operation enorme Verbesserungen meines Gesundheitszustandes erfahren: Ich war wieder sehr gut beweglich, konnte fast immer laufen, wenn auch manchmal nur mit sehr großem Kraftaufwand und mit großer Konzentration. Es schien damit zusammenzuhängen, dass mein Vertrauen in meine körperlichen Fähigkeiten in den letzten Jahren gelitten hatte und ich mir vieles mental nicht mehr zutraute, obwohl es körperlich jetzt möglich war. Ich hatte keinen Rigor mehr, auch die Akinese war verschwunden. Ich litt nicht mehr unter dem ständigen Wechsel von on- und off- Phasen. Ich hatte nahezu keine Überbewegungen mehr, und der Tremor war auch weg. Ich konnte wieder entspannt schlafen und mich nachts im Bett umdrehen. Ich brauchte nur noch selten eine Gehhilfe. Ich kam mit weniger Tabletten als vor der Operation aus, was ich allerdings nur als sekundären Erfolg wertete.

Der mich behandelnde Arzt im Krankenhaus, der auch meinen Generator nach und nach »hochgefahren« hatte, sagte immer, dass das L-Dopa die »Schokolade für das Gehirn« sei, die man dem Patienten nicht einfach entziehen könne. Der Körper habe sich daran gewöhnt und brauche dieses L-Dopa auch, was nicht bedeute, dass man nicht versuchen solle, allmählich die Einnahmemenge zu reduzieren oder völlig »herunterzufahren.« Der größte Erfolg für mich war, dass die innere Steifheit, die permanente Muskelanspannung, nicht mehr da war, dass ich beweglich war. Natürlich kamen auch Tage, an denen es nicht so klappte, wie ich es mir wünschte. Ich war nach wie vor wetterfühlig, und entsprechend zeigte sich Sir James mal von seiner freundlichen und mal von seiner hässlichen Seite.

Auch wenn ich phasenweise Gehprobleme hatte und Außenstehende sich dann fragten, was denn die Operation jetzt eigentlich gebracht habe, und in solchen Momenten den Erfolg der THS anzweifelten, hatte ich so viel Lebensqualität gewonnen, dass ich diese nicht mehr missen wollte. Die anfänglichen bzw. zeitweiligen Gehprobleme hatten auch damit zu tun, dass bei einem Parkinson-Kranken, der über viele Jahre L-Dopa bekommen hat, sich im Laufe der Zeit das Denkmuster im Gehirn festsetzt, er könne nur laufen, nachdem er L-Dopa eingenommen und es zu wirken begonnen habe. Nach der THS nun brauchte ich objektiv weniger L-Dopa, weil der Generator für die Beweglichkeit sorgte und auch das Laufen ermöglichte. In meinem Kopf allerdings herrschte noch einige Zeit lang das alte Denkmuster vor, dass ich nur laufen könne, wenn mein Gehirn auch »seine Schokolade« bekommen habe. Mit anderen Worten: Ich hätte zwar laufen können, weil der Generator mir zu den motorischen Fähigkeiten verhalf, aber mental hatte ich noch einige Zeit lang eine Sperre, die mich gelegentlich davon abhielt, diese neu gewonnene Fähigkeit auch ohne eine erneute Dosis L-Dopa zu realisieren. Wenn ich mich in einem Zustand wähnte, wieder recht unbeweglich zu sein, konnte ich durch gezielte Konzentration auf gewöhnliche Gehmuster erreichen, ein Bein vor das andere zu setzen und einen Schritt nach dem anderen zu machen, mich also in Bewegung zu setzen. Beim gesunden Menschen geschieht das sozusagen automatisch, was ich mir erst mühselig erarbeiten musste, indem ich die mentale Barriere allmählich durchbrach und dies manchmal auch heute noch muss.

Es bedarf schon einiger Zeit, um das verloren gegangene Vertrauen in die eigenen Fähigkeiten zurück zu gewinnen, um sich wieder zuzutrauen, sich alleine frei zu

bewegen, zum Beispiel Einkäufe allein zu tätigen, Auto zu fahren und dergleichen. Die THS bedeutet eben nicht, dass der Patient oder die Patientin gesund wird, wohl aber, dass das Leiden geringer wird.
Nach der Operation stellte ich mir oft die Frage, wer ich eigentlich jetzt bin: verkabelt, verdrahtet, mit Generator im Bauch? Mein »Kabelbruch«, der ein gutes halbes Jahr nach der Operation auftrat, warf mich noch einmal besonders auf diese Fragen zurück. War ich mit einer Marionette vergleichbar, sozusagen fremd gesteuert? Konnte ich nur noch mit Strom in Gang gesetzt werden? Wie lange würde diese regelmäßige Stromzufuhr im Gehirn gut gehen? Wann würden erste Nebenwirkungen auftreten? Könnten andere Hirnareale durch die ständige Impulsgebung dauerhaft geschädigt werden? Diese Fragen hatte ich mir vor der Operation gar nicht gestellt, weil ich nicht in der Lage dazu war, sondern nur noch auf Erlösung von meinem unerträglichen Zustand hoffte. Alles andere war mir damals völlig gleichgültig.
Nach all diesen Überlegungen kam ich allerdings zu dem Schluss, dass ich eine richtige Entscheidung getroffen hatte, denn auch vor der Operation war ich abhängig, zwar nicht von Strom, sondern von einem ordentlichen Tabletten-Cocktail, der mich wohl nicht minder »fremd steuerte« und mir unangenehme Nebenwirkungen bescherte, wie ich sie ja schon vor der Tiefenhirnstimulation erleben konnte, zum Beispiel die heftigen Dyskinesien. Außerdem hatte ich glücklicherweise durch die Operation keine Beeinträchtigungen meines Verstandes erfahren. Ich schrieb diese Gedanken in einem Gedicht nieder:

Die Krankheit

Wie ein Färbemittel
durchtränkt sie dich
webt sich in jede Faser

erbarmungslos

Dein Körper –
ein Fremdkörper
fremd gesteuert
Nicht so
dein Geist

8. Die zurück eroberte Freiheit

Ich hatte nun alles überstanden. Die schreckliche Zeit vor der Operation war vorüber, und ich wusste nicht, wie ich den Dank über den Operationserfolg angemessen ausdrücken sollte. Auch heute noch kann ich manchmal nicht fassen, was damals geschehen ist, und es kommt mir so vor, als sei all das nicht wirklich passiert, sondern als laufe ein Film vor meinen Augen ab.
Ich strahlte Glück und Zufriedenheit aus, konnte wieder entspannt lachen und Späße machen. Ich beschloss, möglichst keine Tränen mehr zu vergießen, außer Freudentränen. Ich wollte wieder fröhlich sein und die Krankheit, so gut es ging, vergessen. Sie sollte nicht mehr meinen Alltag bestimmen und mich beherrschen, damit ich frei werden konnte für die gesunden Anteile in mir. Ich wollte frei werden für das Schöne im Leben, für den Garten, die Kinder und Enkelkinder, für das familiäre Leben, für meine Malerei und für meine schriftstellerische Arbeit. Ich freute mich auf die Reisen, die Bernd und ich geplant hatten. Ich freute mich auf Unternehmungen mit Freunden. Ich wusste, dass es jetzt bergauf gehen würde. Ich war zuversichtlich und überglücklich. Diese Freude hielt ich in einem kleinen Gedicht fest:

Neugeburt

Gott sei Dank
für das Leben
dass er mir neu schenkte
für meine zweite Geburt
für meine Neugeburt
nach den heftigen Wehen
der letzten Jahre

Besonders freute ich mich auf den Sommerurlaub mit meiner Enkeltochter Paula, wie sich ein kleines Kind auf Weihnachten freut. Endlich einmal Gelegenheit, mit Paula verschiedene schöne Sachen zu machen! Ich packte meine Ölfarben, Leinwände und Staffeleien ein, weil ich mit Paula in der freien Natur malen wollte. Dann besorgte ich Stickgarn und Stramin, Wolle und eine Häkelnadel sowie Zauberwolle.

Ich wollte mit Paula eine Filztechnik ausprobieren, mit der man Tiere herstellen konnte. Ich packte buntes Papier, Klebestifte, Scheren, Malstifte und Doppelkarten ein, um letztere mit Paula zu gestalten, und eine Reihe anderer Bastelmaterialien, außerdem eine ganze Bibliothek von Kinderbüchern sowie Spielzeuge. Das Auto platzte fast aus allen Nähten, als wir drei uns auf die Reise begaben. Zwischen all den Materialien brachte Bernd auch noch Paulas Kinderfahrrad und das übrige Gepäck unter.
Die Fahrt führte uns zunächst in die Champagne, wo wir langjährige Freunde besuchten. Dann ging es weiter ins Périgord zum Landgut La Glaudie.

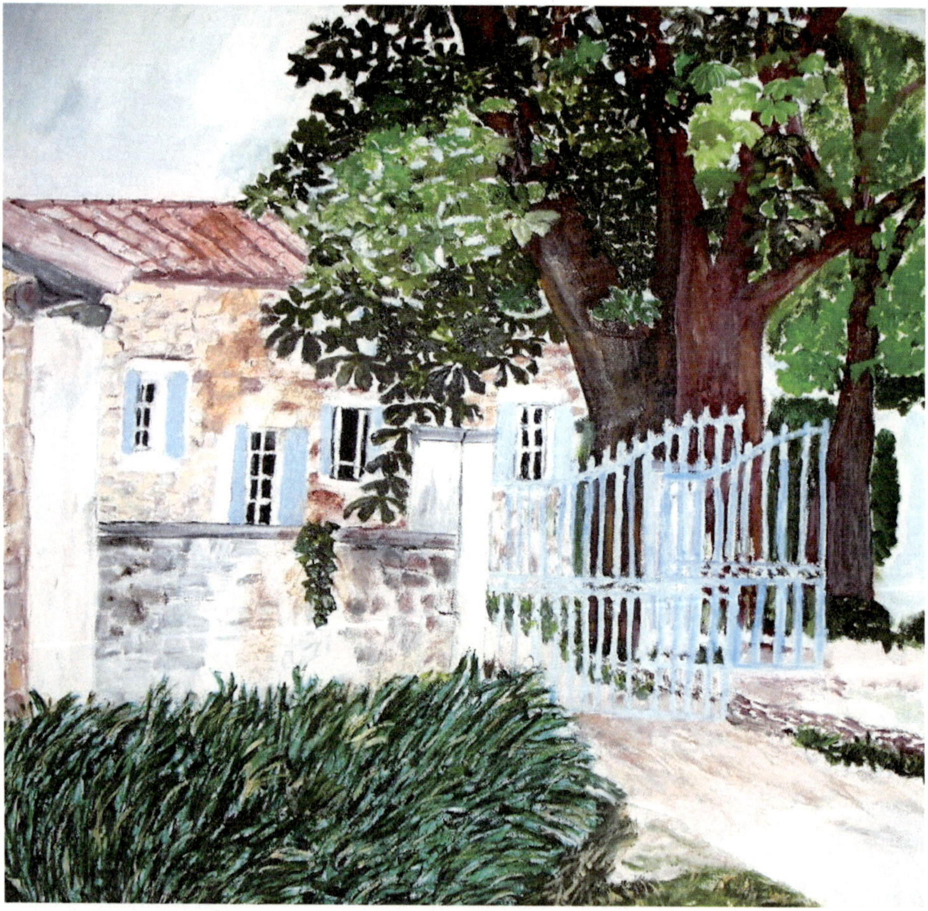

Der Urlaub wurde für uns alle ein Traumurlaub. Ich konnte wieder Radfahren, spazieren gehen, schwimmen, basteln ... Kurzum, ich hatte meine verlorene Lebensqualität zurückerobert. Ich fühlte mich wie im siebten Himmel und genoss die wieder erlangte Freiheit in vollen Zügen. Abends saßen Bernd und ich vor dem Haus, das wir gemietet hatten, lauschten den Käuzchen, die aus dem Wald riefen, sahen die Fledermäuse umherschwirren, hörten die Grillen zirpen. Wir beobachteten die Sterne am Himmel oder ließen einfach nur die Seele baumeln und konnten unser Glück noch gar nicht fassen. Immer wieder kamen die Erinnerungen an die Zeit vor der Operation in uns hoch:
»Weißt du noch Bernd, wie alles angefangen hat?«, fragte ich, und der Dialog von damals war uns noch so präsent, als habe er erst gestern stattgefunden.

9. Dafür bist du viel zu jung

Vor 18 Jahren hatte alles seinen Anfang genommen. Wir erinnerten uns noch sehr genau an das damalige Gespräch zwischen Hannah und mir.
Beim Frühstück hatte Hannah nicht locker gelassen und mich dazu gedrängt, einen Arzt zu konsultieren.
»Warum zitterst du so?«, fragte Hannah mich beim Frühstück. «Das ist nicht normal, dieses Zittern. Du musst zum Arzt.«
»Zum Arzt, zum Arzt ...«, hatte ich geantwortet und mit der rechten Hand abgewunken. »Es wird schon wieder aufhören, vielleicht ist es nur Nervosität oder Stress.«
»Nervosität, Stress«, wiederholte Hannah spöttisch. »Das sagst du jedes Mal. Ist doch nur eine Ausrede. Du glaubst es doch selber nicht.«
»Was ist schon normal?«, hatte ich erwidert.
Dabei wusste ich genau, dass ich seit einiger Zeit auffallend oft zitterte. Ich zitterte beim Öffnen eines Briefes, wenn ich den Schlüssel ins Schloss stecken wollte oder beim Eingießen von Getränken ... Wann zitterte ich eigentlich nicht? Eine tatterige Greisin könnte nicht besser zittern als ich.
»Nervosität, Stress«, hatte ich gesagt, »wird schon wieder aufhören.«
Beim Bügeln gelang es mir oft nicht, die Wäsche glatt zu streichen, meine Finger problemlos über den Stoff gleiten zu lassen. Dabei hätte ich am liebsten meine Hände mit Maschinenöl in Gang gesetzt – wie ich meine Nähmaschine in Gang setzte, wenn sie »stottert«.

Ich zog mein linkes Bein nach. Ich hatte Beschwerden im Schultergelenk. Schon das Anheben des Armes bereitete mir sichtlich Probleme.
Möglichst unauffällig versuchte ich einen Schluck aus der Kaffeetasse zu nehmen. Wieder diese Zitterpartie. Der Kaffee schwappte über. Dieses Mal traf es die Tischdecke.
Hannah lugte hinter der Tageszeitung hervor. »Ich sehe mir das nicht länger an«, kommentierte sie das Kleckern. »Du rufst jetzt sofort beim Arzt an und lässt dir einen Untersuchungstermin geben.« Ehe ich reagieren konnte, hatte sie mir auch schon den Telefonhörer in die Hand gedrückt.
»Sachte, so eilig ist das auch nicht«, hatte ich gesagt. »Welcher Facharzt ist für so etwas der richtige?«
»Woher soll ich das wissen, rufe bei deinem Hausarzt an und beschreibe deine Beschwerden.«
Immer noch widerwillig wählte ich die Nummer eines Orthopäden und schilderte der Sprechstundenhilfe meine Beschwerden.
»Das scheint eher ein neurologisches Problem zu sein.« Die Sprechstundenhilfe empfahl mir, einen Neurologen aufzusuchen. Ich bedankte mich für den Ratschlag und legte den Hörer auf.
Hannah schaute mich erwartungsvoll an: »Und ...? Was hat die Sprechstundenhilfe gesagt?«
»Es sei eher eine Sache für den Neurologen. Ist wohl nichts Orthopädisches«, antwortete ich. »Aber ...«
»Was, aber ...?«
»Ich kenne keinen Neurologen.«
»Das ist wohl das geringste Problem. Schließlich gibt es ein Branchenverzeichnis«, konterte Hannah und hatte es schon zur Hand. Sie blätterte darin herum. »Du kannst dir aussuchen, zu wem du gerne gehen möchtest. Hier ist gleich eine Neurologin in der Nähe, nicht weiter als 20 Minuten Fußweg von hier entfernt.« Hannah diktierte die Telefonnummer.
»Neurologische Praxis Dr. Grünar, Becker am Apparat, was kann ich für Sie tun?« meldete sich eine freundliche Frauenstimme.
»Ich hätte gern einen Untersuchungstermin«, hauchte ich leise zurückhaltend ins Telefon.
»Worum geht es denn?«
»Seit einiger Zeit habe ich Bewegungsstörungen in der linken Hand, manchmal zittert sie auch. Neuerdings ziehe ich auch das linke Bein beim Gehen nach.«

»Haben Sie Schmerzen?«
»Nein, in Händen und Beinen nicht, wohl aber hin und wieder im Schulter- und Nackenbereich.«
»Waren Sie schon einmal bei uns?«
»Nein. Noch nie.«
»Kommen Sie lieber vormittags oder nachmittags?«
»Lieber nachmittags.«
»Gut. Passt es Ihnen im kommenden Monat?«
Ich willigte ein und notierte den Termin in meinem Kalender.
»Siehst du, in ein paar Wochen wissen wir mehr«, sagte Hannah.
»Kann schon sein«, antwortete ich. »Bist du jetzt endlich zufrieden?« Dann räumte ich schweigend den Tisch ab, ohne Hannah noch eines Blickes zu würdigen. Der Stein war ins Rollen gebracht.
Von dieser Stunde an interessierte ich mich für diese merkwürdigen Symptome. Oft saß ich im Arbeitszimmer und blätterte in einem klinischen Wörterbuch. Ich wollte wissen, ob ich eine unheilbare Krankheit hatte, zum Beispiel Multiple Sklerose. Eine meiner Freundinnen war daran erkrankt. Schwere Gehstörungen und Lähmungserscheinungen.
Irgendwann hatte ich den Verweis auf Schüttellähmung und Paralysis agitans gefunden. Völlig aufgelöst rief ich Bernd im Büro an und unterbreitete ihm, dass ich nun wisse, was ich habe: die Parkinsonsche Krankheit, dessen sei ich mir 100%ig sicher. Alle im Lexikon aufgeführten Symptome dieser Krankheit könne ich auch bei mir feststellen.
»Unsinn«, reagierte Bernd auf diese Eigendiagnose »Du blätterst zu viel in medizinischen Lexika und machst dich selber verrückt. Parkinson ist doch eine Alterskrankheit«, versuchte er mich zu beruhigen.
Gereizt entgegnete ich: »Du nimmst mich nicht ernst. Ich hätte deine Reaktion wissen müssen, du siehst alles immer nur nüchtern und sachlich und glaubst erst etwas, wenn du es schwarz auf weiß hast. Du warst schon immer ein Verdrängungskünstler.« Enttäuscht legte ich auf.
Nach dem Dienst wollte Bernd mit mir noch mal über die Sache reden. Ich hatte mich schon wieder beruhigt und pflichtete ihm bei: »Vielleicht stimmt es ja, vielleicht grübele ich zu viel.«
Gemeinsam setzten wir uns ins Arbeitszimmer. Bernd hatte seinen Arm um meine Schulter gelegt, und ich las ihm aus einem medizinischen Wörterbuch vor, was unter dem Stichwort Morbus Parkinson stand.

Aufmerksam hörte er mir zu. Er spürte, wie mein Atem flacher wurde und mein Herz klopfte. Er ergriff meine linke Hand, die feucht war und zu zittern begann. Dieses ewige Zittern. Ich wiederholte das Gelesene. Ich stockte, las es noch einmal. »Da hörst du es selber: Das sind die Symptome, ja, genau so ist es bei mir auch. PARKINSON, Mor - bus Par - kin - son«, stammelte ich fassungslos vor mich hin und wiederholte jede einzelne Silbe so in die Breite gezogen, als helfe es, etwas schwer Verdauliches zu bezwingen.

Wie in einer Absence saß ich da und starrte vor mich hin. Kaum hörbar stammelte ich: »Par - kin - son. Par - kin - son, immer wieder Par - kin - son.« Bernd hielt mich eng umschlungen in den Armen, um mich zu trösten. »Angela, noch ist nichts bewiesen. Warte doch erst einmal ab, was die Ärztin herausfindet.«

Ein resolutes »Nein« durchbrach mein Stakkato. »Noch ist nichts bewiesen. Warum soll ich mich verrückt machen, ehe ich Genaues weiß?« Energisch klappte ich das Lexikon zu und stellte es zurück an seinen Platz im Bücherregal.

Am Schreibtisch rückte ich ein paar Unterlagen zurecht, sortierte ein paar Briefe. Dann flüsterte ich vor mich hin: »Ob es wirklich Parkinson ist? Treffen die Symptome tatsächlich zu? Wir sollten uns noch einmal die Beschreibung des Krankheitsbildes im Lexikon ansehen.

Was ist, wenn es stimmt?«, fragte ich Bernd. »Eine Krankheit mit chronisch fortschreitendem Verlauf.« Erneut griff ich zum Lexikon, setzte mich in einen Sessel und blätterte hastig im Buch.

Meine eben noch entspannten Gesichtszüge verhärteten sich.

»Parkinson? Das kann doch nicht sein!«, behauptete ich einfach.

»Und wenn schon«, beruhigte ich mich, »immer noch besser als Multiple Sklerose«.

Ich ging wieder das eben Gelesene durch. »Merkwürdig, sogar schon 40-Jährige können von Parkinson betroffen sein, Bernd, aber ich bin erst 38. Kann also nicht auf mich zutreffen, oder, Bernd?«, wollte ich von ihm wissen.

Ich klappte das Lexikon zu. »Weg damit! Eine Untersuchung wird Licht in das Dunkel der Ungewissheit bringen.«

Um mich abzulenken, ging ich in die Küche und begann, das Abendessen zuzubereiten. Doch offenbar ließen die Gedanken mich nicht los. Ich konnte mich auf nichts mehr richtig konzentrieren. Ständig unterbrach ich meine Arbeit und holte wieder das Lexikon hervor. Wenn Nicola, Hannah und Lena mich ansprachen, war ich geistig abwesend, reagierte nicht.

»Was ist los mit dir? Du hörst ja schon wieder nicht zu. Träumst du? Man muss dich alles zweimal fragen.«

Es passierte, dass ich Bernd urplötzlich und völlig aus dem Zusammenhang gerissen, fragte: »Wie wird die Krankheit wohl bei mir verlaufen? Wann werde ich im Rollstuhl sitzen?«
»Angela, gedulde dich doch ein wenig, bald hast du doch den Arzttermin, und dann sehen wir weiter.«
Am Tag vor dem Termin sprang ich im Haus herum wie ein aufgescheuchtes Huhn, wollte alles gleichzeitig machen und hüpfte von einem Zimmer in das nächste, ohne zu wissen, was ich gerade dort wollte.
Als der Termin endlich herangerückt war, stand ich in aller Herrgottsfrühe auf, schaute schon am Morgen ständig nervös auf meine Armbanduhr, obwohl ich erst am Nachmittag in die Sprechstunde musste.
Bernd konnte mich nicht begleiten, weil er eine wichtige Konferenz hatte, rief mich aber vor dieser Sitzung noch zu Hause an: »Angela, du weißt ja: ich denke an dich, und ... bitte mach dich nicht verrückt. Es wird schon alles gut werden. Ich rufe dich wieder an, sobald die Konferenz vorbei ist. Okay?«
Er hörte mich regelrecht durchs Telefon flattern, so aufgeregt war ich.
Am späten Nachmittag kam ich von der Praxis zurück.
Nicola, Hannah und Lena empfingen mich erwartungsvoll: »Wie war es bei der Ärztin? Weißt du jetzt, was du hast? Erzähl mal«, plapperten sie durcheinander.
»Es ist noch zu früh, eine Diagnose zu stellen.«
»Was bedeutet das?«, fragte Nicola.
»Das heißt, dass ich erst andere spezielle Untersuchungen abwarten muss.«
»Hat die Ärztin keine Vermutung geäußert?«, wollte Lena wissen.
»Ja und nein. Sie will mich nicht beunruhigen, ehe keine präzisen Ergebnisse vorliegen.«
Hannah wurde ungeduldig: »Jetzt rück mal raus mit der Sprache. Du weißt mehr als du zugibst.« Sie insistierte: »Was weißt du wirklich?«
»Es besteht ein Verdacht auf Parkinson, aber es wird noch etwas dauern, bis wir es genauer wissen.«
»Parkinson, was ist das?«, fragten alle drei nahezu zeitgleich.
»Bei Parkinson-Kranken sind die Bewegungsabläufe des Körpers gestört.«
»Und warum?«, fragte Lena.
»Sei doch mal still«, fuhr Hannah dazwischen. »Lass Mama doch mal ausreden. Sie wollte doch gerade erklären, was es ist.«
» ... weil irgendein Botenstoff im Gehirn nicht mehr produziert wird. Dopamin heißt er, soviel ich weiß. Warum das so ist, kann ich nicht erklären. Ich glaube, die

Ursache ist unbekannt. Wir sollten wirklich Geduld haben und die kommenden Untersuchungen abwarten.«
Das Telefon klingelte. Bernd wollte wissen, was die Ärztin festgestellt hatte.
»Verdacht auf Parkinson, wie ich vermutet habe«, entgegnete ich mit einem Seufzer.
Am Ende der Leitung blieb es still.
»Was ist?«, durchbrach ich das Schweigen.
»Du sagtest: Verdacht. Also steht die Diagnose noch nicht fest?«
»Nein, Genaues weiß keiner, zur endgültigen Klärung werden noch verschiedene Untersuchungen gemacht, aber die Symptome sprechen dafür.«
»Ich kann es nicht glauben. Für Parkinson bist du doch viel zu jung. Wir sollten abwarten, was die Untersuchungen ergeben.«
»Ja, das schon, aber ich vermute, dass die Neurologin Recht behält.«
Die Neurologin hatte mir eine Probepackung eines Anti-Parkinsonmittels mitgegeben, das ich zweimal täglich einnehmen sollte, dann wolle die Ärztin später die Wirkung beurteilen.
Drei Wochen später lagen die Ergebnisse aller Untersuchungen vor: Ich hatte keinen Gehirntumor. Das wurde mit Sicherheit ausgeschlossen. Auch andere Krankheiten konnten nicht nachgewiesen werden. Doch der Verdacht auf Parkinson hatte sich erhärtet.
Das Zittern hatte nachgelassen, die feinmotorischen Störungen waren zurückgegangen, und mein Laufen hatte sich auch verbessert, ich zog das linke Bein kaum mehr nach. Die positive Wirkung der Anti-Parkinsontabletten war nicht zu übersehen.
Ich nahm diese Hiobsbotschaft gelassen auf. Die Angst, Multiple Sklerose oder eine Lateralsklerose zu haben, war mir genommen, und das beruhigte mich offenbar.
Ich hatte endlich Gewissheit über den Grund meiner Symptome.
Es war also doch Parkinson.
Zu Hause schien ich irgendwie erleichtert zu sein. Keine Spur von Ablehnung war mir mehr anzumerken.
Vielleicht war es auch Ohnmacht der Krankheit gegenüber? Fügte ich mich meinem Schicksal? Oder war die Gefasstheit, mit der ich die Diagnose aufnahm, nur gespielt?
Bernd und die Kinder waren sprachlos, als sie die Nachricht hörten.
Das war der Beginn meines Leidensweges. Bernd konnte sich nur zu gut daran erinnern. Für ihn ging damals eine Welt zugrunde. Alle Zukunftspläne schienen auf einen Schlag zerschmettert zu sein. Was würde nun auf die Familie zukommen?
Ich versuchte ihn zu beruhigen: »Bernd, die Ärztin hat mir gesagt« und ich gab mir

alle Mühe, die Worte der Neurologin wörtlich zu zitieren, »›Leben Sie Ihr Leben so wie bisher weiter. Versuchen Sie alles wie bisher zu machen.‹ Verstehst du Bernd, sie meint, es sei das Beste, wenn ich mir nicht ständig vor Augen halte, dass ich krank bin und dass ich deshalb mein Leben völlig verändern müsste.«
»Leben Sie wie bisher! Wie soll das funktionieren?«, fragte er mich ungläubig.
»Ganz einfach, ich versuche, meine Aufgaben im Haushalt und im Beruf wie eh und je zu erledigen und nichts zu ändern«, antwortete ich damals mit einer kindlichen Naivität, und Bernd bewunderte mich, wie tapfer ich mich schlug. Tatsächlich hatte ich den ärztlichen Ratschlag verinnerlicht und änderte nichts an meiner bisherigen Lebensgestaltung. Das ging lange Zeit gut. Doch die Krankheit war so plötzlich in mein und unser Leben eingefallen, dass es unmöglich war, sie völlig zu eliminieren.

10. Wieder und wieder erschütterte Seele

Sir James nahm mich damals mehr und mehr in Beschlag. Ich litt immer stärker unter dem Symptom des freezing.
Es war ein Tag wie jeder andere auch. Ich räumte im Haus auf und wollte etwas in den Keller bringen. Noch oben auf der Kellertreppe ließ sich plötzlich mein linker Fuß nicht mehr anheben, er blieb einfach auf der Stufe »kleben«, so als sei er festgefroren. Ehe ich das realisiert hatte, bekam ich Übergewicht, fiel die Treppe hinunter und landete auf dem Steinfußboden im Keller. Mein Körper zitterte, mein Brustkorb schmerzte. Vorsichtig begann ich zu überprüfen, ob ich äußere Verletzungen hatte und ob ich Arme und Beine noch bewegen konnte. Nur an den Beinen und Ellbogen entdeckte ich ein paar Hautabschürfungen. Um Hilfe rufen war sinnlos. Ich befand mich allein im Haus. Also richtete ich mich langsam auf.
Gott sei Dank! Die Knochen waren scheinbar heil geblieben. Ich kroch mehr als dass ich wirklich lief ins Wohnzimmer und legte mich auf das Sofa, um mich erst einmal von diesem Schrecken zu erholen.
In der Nacht schnellte ich urplötzlich aus dem Schlaf hoch. Mir war schwarz vor Augen. Ich schaffte es gerade noch, Bernd wachzurütteln. Was dann geschah, wusste ich später nicht mehr.
Mit meiner Ohnmacht hatte ich Bernd einen ordentlichen Schrecken eingejagt. Als ich wieder zu mir kam, zitterte ich am ganzen Körper. Ein einziges Schlackern! Ich konnte mich kaum mehr beruhigen. Bernd fuhr mich ins Krankenhaus, wo die

Ärzte heftige Prellungen des Brustkorbs feststellten und mich vorerst krankschrieben. Sie empfahlen mir, eine Nacht zur Beobachtung zu bleiben, aber das wollte ich nicht, sondern erschöpft wie ich war, wollte ich nur noch in meinem eigenen Bett schlafen.

Zu Hause fiel ich todmüde in die Federn und wünschte mir nichts lieber als den ersehnten Schlaf. Aber jedes Mal, wenn ich einnicken wollte, hatte ich das Gefühl zu fallen. Ein endloses Fallen. Ich schnellte in die Höhe. Ich wusste, dass ich ja gar nicht fallen und dass es nur ein böser Traum sein konnte. Also legte ich mich wieder hin, aber schon war es wieder da, dieses in die unendliche Tiefe Fallen! Ich dachte, ich fiele, fiele ... tiefer und tiefer, immer tiefer, endlos tief. Ich hätte schreien mögen. Aber niemand würde mich hier hören. Mein Rufen würde verhallen. Ich versuchte es dennoch, aber mein Schrei blieb stumm. Kein Ton drang aus mir heraus. Stattdessen fiel ich weiter, tiefer und tiefer in die Untiefe.

Und dann saß ich plötzlich wieder aufrecht im Bett. Schweißgebadet. Ja, ich fröstelte. Meine Hände zitterten. Ich atmete unruhig. Sich hinlegen? Das wagte ich nicht mehr. Bloß nicht mehr hinlegen, dachte ich.

Nein, so konnte es nicht weiter gehen. Du bist todmüde, sagte ich mir. Du musst jetzt schlafen! Zögernd begab ich mich in die Liegeposition. Wieder dieses Fallen, dieses endlose Fallen in die Tiefe. Panikartiges Hochschnellen. Ich wollte davonlaufen. Nur weg von hier. Schnell weg. Aber wo war ich? Die Dunkelheit, diese furchtbare Dunkelheit. Ich tastete auf meinem Nachtschränkchen nach der Nachttischlampe, zündete sie an. Ich seufzte erleichtert. Wieso machte mir die Dunkelheit so zu schaffen? Ich hatte doch sonst nie Probleme damit. Warum plötzlich diese schreckliche Angst? Wovor eigentlich? Es gab doch keinen Grund für dieses Angstgefühl. In meinem Bett war ich doch sicher, ich war auch nicht allein. Aber Tatsache war: Ich fror. Zitterte. Hatte feuchte Hände. Schweißperlen auf der Stirn. Angst. Meine Angst war so schrecklich, dass ich mich ganz eng an Bernd drückte. Am liebsten wäre ich in ihn hineingekrochen.

Die Angst kam so plötzlich, so gemein. Aus dem Hinterhalt packte sie zu. Ich fühlte mich ihr schonungslos ausgeliefert. Sie ergriff erbarmungslos Besitz von mir.

Der Schweiß rann durch mein Gesicht und meine Hände zitterten. Mein Unterkiefer schlackerte und meine Zähne schlugen gegeneinander. Meine Beine hielten nicht still. Ich hatte die Kontrolle über meinen Körper völlig verloren.

Bernd wollte mich beruhigen und sagte: »Du brauchst dich nicht zu ängstigen.« Aber das war leicht gesagt. Du ahnst nichts Böses, und schon ist sie wieder da, die Angst. Wie aus dem Nichts. Überfallsartig. Ich zitterte immer heftiger. Fröstelte.

Fror. Kalte Schauer liefen über meinen Rücken. Ich hatte Angst, schreckliche Angst und krallte mich an Bernd. »Mein Parkinson ist ein Klacks dagegen«, sagte ich damals. »Lieber habe ich zweimal Parkinson als noch einmal diese Panik.« Und Bernd riet mir: »Du musst einfach nicht ans Einschlafen denken.« Aber wie sollte das funktionieren? Ich konnte einfach nicht einschlafen und blieb die ganze Nacht wach. Nach jener schlaflosen Nacht fühlte ich mich völlig übernächtigt, fand aber keine Ruhe. Allein den Körper in die Waagerechte zu bringen, verursachte unerträgliche Angstgefühle. Ich hatte Angst vor der Angst und fürchtete mich davor, in der kommenden Nacht die gleiche Tortur durchmachen zu müssen.

Am Abend nach der Angstattacke trank ich einen Beruhigungstee und ein Glas Bier. Ich glaubte mich auf diese Weise selbst überlistet zu haben, um endlich den ersehnten Schlaf zu finden. Aber es klappte nicht. Schon der Weg ins Schlafzimmer stellte mich auf die Probe, die Schritte wurden von Stufe zu Stufe langsamer, und ich wäre am liebsten gleich wieder geflüchtet.

Ich versuchte, mich selbst zu therapieren: Du musst dich der Angst stellen, um sie auszuschalten. Du darfst dir nicht alles von ihr gefallen lassen‹. Im Studium der Logotherapie hatte ich therapeutische Behandlungsmethoden bei Angst kennen gelernt. Den Angstzirkel durchbrechen, die Angst personifizieren, mit ihr reden, ihr zeigen, dass du dich von ihr nicht unterkriegen lässt! Ja, das »Angstmännchen!« Setze doch die Angst in Form eines Angstmännchens in eine Ecke des Zimmers oder auf den Schrank, dorthin, wo es weit genug von dir entfernt ist. Du bist ein erwachsener Mensch, du hast noch alle Sinne beisammen, also wirst du dich wohl noch mit deinen geistigen Fähigkeiten über die Angst erheben können. Die Angst herausfordern, um den Kampf mit ihr aufzunehmen. Soll sie doch kommen! Mal sehen, wer von uns beiden stärker ist. Und wenn schon, dann fällst du eben noch mal in Ohnmacht, das macht ja auch nichts.

Nach meiner versuchten »Selbsttherapie« war ich völlig übermüdet in die Federn gesunken, doch sobald der Schlaf mich einzuholen versuchte, schlug die Angst, fallen zu können, erneut erbarmungslos zu, ließ mich wieder aufrecht im Bett sitzen.

Am Morgen des folgenden Tages verschrieb mir meine Neurologin ein Beruhigungsmittel. Mit der Einnahme von Johanniskrautkapseln verbesserte sich mein psychischer Zustand allmählich, die Angst verringerte sich.

Aber die Panikattacken hatten mir auch ganz schön zugesetzt. Das L-Dopa, das ich bekam, reichte nicht mehr, weil meine Symptome sich verstärkt hatten. Das Zittern, die Gehstörungen hatten zugenommen. Wollte ich genauso funktionieren wie eh und je, musste ich mich mit mehr L-Dopa versorgen. Ich gestand mir nicht zu, in irgendeinem Bereich der alltäglichen Verrichtungen weniger leistungsfähig zu sein als früher. Ich wollte nach wie vor allen Anforderungen, die an mich gestellt wurden, genügen. Wenn ich das wollte, dann musste ich das L-Dopa aufdosieren. Ich nahm das in Kauf.

Mein Tablettenkonsum nahm gigantische Formen an. Meine Neurologin warnte mich, dass es nicht lange so weiter gehen könne, die hohe Dosierung sei aus ärztlicher Sicht kaum mehr vertretbar.

Auf dem Weg zur Arbeit, mitten auf der Überholspur einer viel befahrenen Schnellstraße ohne Randstreifen, wurde ich wieder von der Angst heimgesucht. Übermächtig. Brutal, erbarmungslos schlug sie zu. Ich hatte wieder Schweißperlen auf der Stirn, Herzrasen, feuchte Hände, Zittern. Schrecklich, diese Panikattacken! Ich hasste es, so machtlos ausgeliefert zu sein. Konnte die Angst mich nicht in Ruhe lassen? Du musst jetzt durchhalten, befahl ich mir damals. Wenigstens noch die paar Meter bis zur Schule. Ich bot der Angst Paroli: Du hast jetzt keine Chance. Mitten auf der Schnellstraße kann ich dich nicht gebrauchen. Hau ab! Lass mich zufrieden!

Meine angstfeuchten Hände hielten verkrampft das Lenkrad fest. Noch eine Straßenkreuzung, dann links und wieder links. Gleich würde ich da sein. Schweißperlen rannen die Stirn herab. Entsetzliches Herzklopfen. Kurzatmigkeit. Die letzten Meter waren für mich die Hölle, schienen endlos. Gott sei Dank! Geschafft. Das Auto stand. Ich löste die verkrampften Finger vom Lenkrad und ließ den Kopf auf das Steuer fallen. Erschöpft und völlig ausgepowert. Käsebleich und mit weichen Knien stieg ich aus dem Wagen. Zitternd am ganzen Körper.

Ja, die Angst hatte mich wieder herausgefordert. Ich reagierte mit heftigem Zittern. Mein ganzer Leib vibrierte. Die Attacken gingen auch an mir nicht folgenlos vorüber. Der Tremor war kaum mehr zu bändigen.

Die Schulsekretärin erfasste sogleich die Ernsthaftigkeit der Situation: Was denn mit mir los sei, ich gehöre ins Krankenhaus oder in ärztliche Behandlung.

Bernd wurde benachrichtigt. Er begleitete mich schließlich zu meiner Ärztin.

»Sie überfordern sich«, mahnte meine Ärztin. »Das zeigen die sich in letzter Zeit häufenden Panikattacken. Vielleicht sollten Sie doch über eine Frühpensionierung nachdenken. Zudem können wir die L-Dopa-Gabe nicht ständig erhöhen. Jeder Stress ist Gift für den an Parkinson Erkrankten.«

Damit hatte sie recht. Stress machte mich krank. Bekam mir einfach nicht. Ich hatte ja gerade noch gespürt, wie diese Panikanfälle auf mich wirkten. Der Tremor spielte verrückt, ließ sich nicht mehr im Zaum halten. Das war für mich wahrlich kein Vergnügen. Erst als ich die L-Dopa-Gabe erhöht hatte, ließ auch das Zittern nach.

Mit der Abmachung, dass bei Eintreten der nächsten Panikattacke ernsthaft die Entscheidung über das Ende meiner Lehrtätigkeit anstünde, verließ ich die Arztpraxis.
Am Abend holten Bernd und ich das Auto von der Schule ab. Ich traute mich nicht mehr ans Steuer. »Wenn Du jetzt nicht den Mut aufbringst, das Auto selber zu fahren«, sagte Bernd zu mir, »hast du dich der Angst ein für alle Mal ergeben.«
Also stieg ich ins Auto. Mein Puls raste, ich holte tief Luft, um der erwarteten Kurzatmigkeit gleich den Wind aus den Segeln zu nehmen, und startete das Auto. Ich sang, sprach laut ein Gebet, sang wieder, betete. Die Angst kehrte nicht zurück. Sie schien besiegt.
Doch dieses Glücksgefühl hielt nicht lange vor. Erneut auf dem Weg zur Arbeit passierte es. Die Angst war wieder da. Unerbittlich. Gnadenlos. Für mich ein Martyrium.
Die Angst malträtierte mich immer häufiger. Nach diesen Angstattacken verfasste ich zwei Gedichte, die meine Gefühle wiedergeben:

Schlafbetrug

Eingekerkert im
Traumverlies
fällst du
erschütterte Seele
wieder und wieder
in den
schwarzen Strom
bis der Schlafbetrug
am Morgen entlarvt wird.

Tiefe Nacht zerstäubt

Angst lärmt
mit grausamer Gebärde
Abgründe grollen
unter dir
Doch Einer wehrt
allem Fallen
hält dich, fängt dich auf
Du kannst ganz ruhig sein

11. Alkoholiker zittern auch

Vor wenigen Jahren, als ich noch im aktiven Schuldienst war, gab es eine Situation, die ich besonders erdrückend empfand. Und diese Erlebnisse sollten sich in Zukunft häufen.

Damals fand Bernd mich, als er von der Arbeit nach Hause kam, in Tränen völlig aufgelöst im Wohnzimmer sitzen.

»Was ist geschehen?« fragte er besorgt, und ich schluchzte mit vorgehaltenem, tränendurchweichten Taschentuch: »Ach, es ist Blödsinn, dass ich so heule. Sie können ja auch nichts dafür.« »Wer kann nichts wofür?«, entgegnete Bernd. »Die Schülerinnen.« »Nun mal der Reihe nach«, beruhigte Bernd mich »Was ist denn vorgefallen?«

»Ach, weißt du, ich hatte heute die 11. Jahrgangsstufe und trug zu Beginn der Stunde die fehlenden Schülerinnen in die Kursmappe ein, wie immer unter dem Pult auf dem Schoß, damit keiner das Zittern meiner Hände sehen konnte. Ich fühlte mich von den Schülerinnen beobachtet. Ihren Argusaugen schien nichts zu entgehen. Plötzlich fragt mich eine Schülerin: »Warum zittern Sie eigentlich so mit der Hand?«

Völlig unerwartet stand diese Frage im Raum. Schlagartig war Stille. Nichts rührte sich mehr. Nur noch betretenes Schweigen. Es waren Sekunden, die wie eine Ewigkeit erschienen.

»Der eine zittert eben, der andere zittert nicht«, holte ich zum Gegenschlag aus.

Im gleichen Moment war mir klar, wie dumm diese Antwort war. Und weißt du, was mir die Schülerin darauf entgegenschmettert?

»Alkoholiker zittern auch!«

Ich begann entsetzlich zu weinen. Mein Körper verkrampfte sich, und ich rang zwischen den anfallartig auftretenden Tränenergüssen nach Luft. Meine Augen waren aufgequollen und stark gerötet, und immer wieder versteckte ich mein Gesicht hinter einem nassen großen Stofftaschentuch, mit dem ich die Tränen abwischte und die Nase putzte.

»Alkoholiker zittern auch«, wiederholte ich den Satz, der sich in mein Gedächtnis eingegraben hatte. »Weißt du, was das bedeutet? Verstehst du das, Bernd? Sie halten mich für eine Alkoholikerin. Vermutlich denkt die ganze Klasse so. Jetzt wird das Gerücht die Runde machen, oder es ist schon längst rum.« »Na und«, tröstete Bernd mich, »sollen sie doch denken, was sie wollen. Du weißt besser, dass es so nicht stimmt.« Ich weinte immer noch: »Was nützt mir das, wenn ich es besser weiß, dass sie im Unrecht sind? Sie glauben es aber.«

Ich schüttelte mich vor Weinen.

»Die Schülerin weiß ja gar nicht, was sie damit ausgelöst hat. Woher soll sie es auch wissen? Hast du der Klasse jemals von deiner Krankheit erzählt?«

»Nein, habe ich nicht. Ich weiß, dass es ein Fehler war. Aber würdest du allen deinen Mitarbeitern gleich deine Krankengeschichte auf die Nase binden? Oder gar deinen Schülern oder Schülerinnen, wenn du Lehrer wärst? Die Bemerkung der Schülerin hat mir den Hals zugeschnürt. Ich weiß ja selber, dass ich der Schülerin keinen Vorwurf machen kann, ihr Kommentar ist auf Unwissenheit und Unkenntnis zurückzuführen.«

»Du musst versuchen, mit deiner Krankheit offensiv umzugehen, statt sie zu verheimlichen«, riet Bernd mir.

»Ja, das stimmt zwar, ich darf die Krankheit nicht mehr kaschieren und verstecken, ich muss sie zulassen und erklären. Aber so einfach ist das auch nicht. Wie gerne würde ich sie ausradieren aus meinem Leben, einfach auslöschen. Aber das geht leider nicht. Was soll ich denn den Schülern sagen? Dass ich eine Gehirnfunktionsstörung habe? Sie würden mich zu Unrecht in die Ecke der Geisteskranken drängen. Sie würden glauben, ich leide an Demenz.«

Bernd legte mir eine Erklärung zurecht. »Wie wäre es, wenn du Ihnen einfach sachlich und kurz erläuterst, was Parkinson ist? Zum Beispiel, dass ein bestimmter Botenstoff im Gehirn, der für die Bewegungsabläufe des Körpers zuständig ist, nicht mehr ausreichend vorhanden ist und die Ursachen dafür leider nicht bekannt sind.«

Ich hatte mich beruhigt, nur hin und wieder gewann ein kleiner Seufzer die Oberhand.

Der Stress machte mich fertig. Jeder Weg von dem einen zum anderen Schulgebäude wurde für mich zu einer Qual. Jede Enge, jeder schmale Durchgang war inzwischen zu einem fast unüberwindbaren Hindernis geworden, welches die Beine einfach dazu brachte, kleine Tippelschritte zu machen oder ein freezing auszulösen. Nicht minder schlimm waren Richtungsänderungen beim Laufen, am schlimmsten aber waren für mich die in den Pausen auf den Fluren und auf dem Schulhof drängelnden und wild herumtollenden Schülerinnen, die mich bei jedem Schritt aus dem Takt brachten. Das Chaos schien vorprogrammiert, ein problemloses Weitergehen war nicht mehr möglich.

Wie sollte ich es schaffen, in der kurz bemessenen Zeit einer Pause, hinüber zum Oberstufengebäude zu gelangen und dort pünktlich zum Unterrichtsbeginn zu erscheinen?

Einige Schülerinnen starrten mich an, wenn sie sahen, wie unbeholfen ich mich fortbewegte. Einige lachten und tuschelten miteinander. Es war mir peinlich. Es sollte mich nicht berühren. Sie kannten ja nicht den Grund meiner Gehstörung, dachte ich. Ich mied fortan den Schulhof und wählte einen Weg außen um das Schulgelände herum. Aber die Rechnung ging nicht auf, der Weg war länger und brauchte mehr Zeit. Beladen mit Schultasche und weiteren Unterrichtsmaterialien schleppte ich mich über den Gehweg, musste immer wieder mit dem Laufen neu ansetzen, weil entgegenkommende Passanten mich aus dem Konzept brachten. Auch sie schauten mir hinterher, so dass ich mir wie das achte Weltwunder vorkam. Ich kam ins Schwitzen, die Zeit rannte davon. An der letzten Straßenbiegung vor dem Oberstufengebäude sah ich schon die Kollegen zum Unterricht hasten. Vor mir lagen noch 150 Meter. Ich hörte das Läuten der Schulglocke. Es war schon das zweite Klingeln. Ich kam wieder zu spät. Mir war zum Heulen zumute. Diese paar hundert Meter waren eine Strapaze für mich geworden. Schon nach einer gewöhnlichen Pause war ich völlig erschöpft. Wie würde ich mich nach sechs oder sieben Unterrichtstunden fühlen? Ich wusste, dass auch meine Kollegen in den Pausen nicht zur Ruhe kamen, aber immerhin schafften sie es, Verschiedenes zu erledigen, etwa Noten eintragen, Medien beschaffen, was für mich schier unmöglich war. Mir gelang es nicht einmal, rechtzeitig zum Unterricht zu kommen, obwohl ich die gesamte Pause darauf verwendete.
Ich erreichte endlich den Klassenraum, erschöpft und niedergeschlagen.
Ich wusste es: Die Schülerinnen hatten längst bemerkt, dass mit mir etwas nicht stimmte. Sie waren doch nicht auf den Kopf gefallen. Es war an der Zeit, ihnen meine Krankheit zu erklären. Das war ich ihnen schuldig. Das Versteckspiel sollte endlich ein Ende haben.
Bernd wusste, wie sehr ich meinen Beruf liebte; ich war stets mit Herz und Seele dabei. Acht Jahre nach der Diagnose Parkinson musste ich unfreiwillig in den vorzeitigen Ruhestand treten.
Der Abschied fiel mir schwer, zeigte mir aber gleichzeitig, wie sehr ich von Eltern, Kollegen und Kolleginnen und den Schülerinnen wertgeschätzt wurde. Von der Gesamtheit der Oberstufenschülerinnen erhielt ich zum Abschied ein großes Plakat, auf dem alle Schülerinnen unterschrieben und mir gute Wünsche für die neu beginnende Lebensphase mit auf den Weg gegeben hatten. Am meisten freute ich mich, als ich später erfuhr, dass die Initiatorin dieses Geschenkes jene Schülerin war, die mich damals indirekt als Alkoholikerin tituliert hatte.
Ich hätte am liebsten jede Schülerin vor Glückseligkeit umarmt. Diese Gefühls-

schwankungen zehrten an meiner Kraft. Gerade noch das heulende Elend, fühlte ich mich jetzt wie im siebten Himmel.
Die Gehstörungen gehörten nun der Vergangenheit an. Ich brauchte mich nicht mehr um Türdurchgänge, um Engen oder um Menschenansammlungen scheren. Ich konnte sogar wieder durch die Stadt bummeln, auch am Samstag, wenn in den Geschäften ein reger Besucherverkehr herrschte.
Das Leben war wieder unbeschwert und leicht geworden. Ich hatte nicht mehr das erdrückende Gewicht meiner Krankheit zu tragen, unter dem ich früher manchmal fast zusammenbrach.

12. Auf der anderen Seite

Zu Beginn meiner Krankheit schätzte ich mich noch glücklich, nicht an Multipler Sklerose oder ähnlichem erkrankt zu sein. Inzwischen hielt ich das für eine blauäugige Sichtweise.
James war wahrhaftig kein Zuckerschlecken, das hatte ich reichlich erfahren. Oft genug hätte ich ihn am liebsten in die Antarktis verbannt, möglichst weit weg jedenfalls, damit ich ihn nicht sehen, geschweige denn spüren musste.
Bekanntlich hat jeder Parkinsonkranke seinen eigenen Parkinson: Ich zähle mich zu dem Rigor-dominanten Typ, dessen charakteristisches Symptom die Steifheit ist, im Gegensatz zu dem Tremor-dominanten Typ, der besonders unter Zittern leidet. Die on- und off-Phasen, das heißt die Phasen, in denen ich recht gut beweglich und die, in denen ich sehr steif war, wechselten sich mehrmals täglich ab. Die ständig wiederkehrenden Ausfallserscheinungen betrafen besonders meine Beine.
Wollte ich einkaufen gehen oder etwas anderes erledigen, konnte es passieren, dass ich länger steif im Sessel saß und auf Beweglichkeit wartete. Manchmal dauerte es nicht lange, vielleicht dreißig Minuten, und mein Körper erwachte aus seiner Unbeweglichkeit. Dann beeilte ich mich, um möglichst schnell zu schaffen, was ich mir vorgenommen hatte, stets die Sorge im Nacken, die Wirkdauer der Medikamente könnte zeitlich nicht ausreichen. Jeder Weg war für mich ein Sprung ins Ungewisse, weil ich nie wusste, ob ich wieder problemlos nach Hause zurückkommen oder ob ich plötzlich irgendwo stehen bleiben würde und der Situation hilflos ausgeliefert bliebe.
Die unliebsamen off-Phasen überbrückte ich mit meinen Hobbys Malen und

Schreiben. Seit meiner vorzeitigen Pensionierung hatte ich meine Freude an der Öl- und Aquarellmalerei entdeckt. Beim Malen kann ich alle unangenehmen Parkinson-Symptome vergessen und mich in meinen Bildern verlieren. Die Malerei hat eine beruhigende Wirkung auf mich. Ich kann mich so sehr auf das Malen konzentrieren, dass ich nichts mehr, was um mich herum geschieht, mitbekomme. Ähnlich ist es, wenn ich Texte oder Gedichte verfasse.
Während ich also in den on-Phasen wie ein Wirbelwind durch Haus und Garten fegte und meinem Bewegungsdrang freien Lauf ließ, mich richtig austobte, nutzte ich die off-Phasen für die ruhigen Tätigkeiten. Auf diese Weise versuchte ich meinen Körper zu überlisten. Wenn er mich nicht ließ, wie ich gerne wollte, ignorierte ich die Verweigerung seiner Dienste, indem ich die Arbeiten verrichtete, die ich im Sitzen tun konnte.
Zu den Gehstörungen, den leidigen on- und off-Phasen, den Fluktuationen und dem freezing gesellten sich immer wieder schmerzhafte Muskelverspannungen, besonders im Nackenbereich und im Rücken hinzu. Bein- und Fußkrämpfe erschwerten mir zusätzlich das Laufen und waren oft kaum auszuhalten. In der Nacht wurde ich von Muskelkrämpfen so gepeinigt, dass mein Körper keine entspannte Liegeposition einnehmen konnte. Rücken, Gesäß, Beine und Füße wechselten sich als Zielscheiben des Schmerzes ab.
Eine permanente Darmträgheit sorgte für massive Verdauungsstörungen. Mir blieb nichts anderes übrig, als neben den unzähligen Anti-Parkinsonmitteln zusätzlich noch Medikamente auch gegen diese Beschwerden einzunehmen.
»Ich bestehe bald nur noch aus Chemie. Mein Magen muss einem Elefantenmagen gleichen, wenn er einen Medikamenten-Cocktail nach dem nächsten aufnimmt, ohne zu streiken«, kommentierte ich diese Situation.
In den ersten Jahren meiner Erkrankung war mir nach der Einnahme der Anti-Parkinsonmittel regelmäßig so übel, dass ich mich übergeben musste. Heute scheint sich mein Magen willenlos ergeben zu haben. Er schluckt, was das Zeug hält und sagt keinen Ton.
Wenn ich, abgesehen von den Nebenwirkungen einer Langzeiteinnahme meiner Medikamente, wenigstens die Gewähr hätte, dass diese Tablettenmixtur auch die beabsichtigte Wirkung zeigte. Leider kam es immer öfter vor, dass nach der Einnahme nichts geschah, mein Zustand veränderte sich nicht, ich blieb einfach steif. Das L-Dopa wollte nicht anschlagen, oder die Wirkung der Tabletten währte nur eine kurze Zeit.
Die Wirkungsschwankungen nahmen zu. Medikamentöse Umstellungen sollten

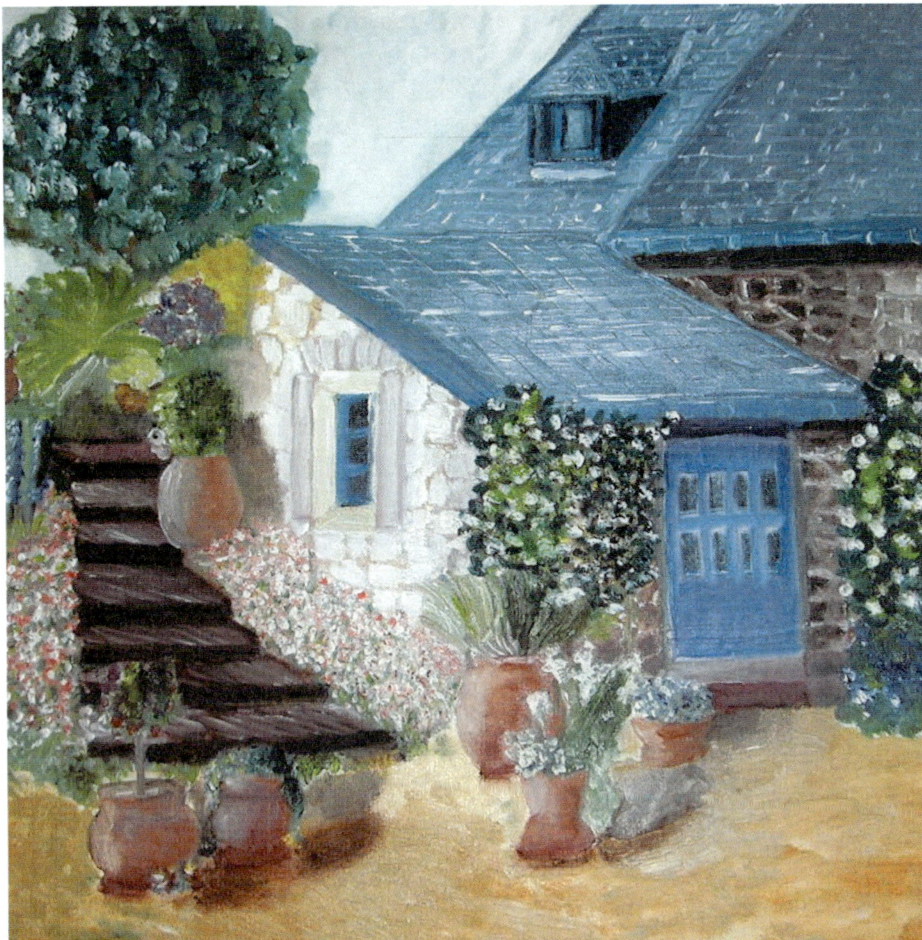

Abhilfe schaffen. Nicht selten fühlte ich mich wie ein Versuchskaninchen, an dem einmal dies und einmal jenes ausprobiert wurde. Es war ein reines Glückspiel.
Bei der jahrelangen Tabletteneinnahme blieben unangenehme Nebenwirkungen natürlich auch nicht aus. Mein Körper zeigte Überbewegungen. So als müsse er überschüssige Energie ablassen, zappelte er unvermittelt herum.
Manchmal brachten mich die Fluktuationen auch an den Rand der Verzweiflung, besonders dann, wenn mein miserabler Gesundheitszustand mir krass vor Augen geführt wurde. So auch bei der Feier der Verabschiedung einer Kollegin in der

Schule, zu der ich eingeladen war. Ich hatte zwar regelmäßige Kontakte zu einer Reihe von Kollegen und Kolleginnen, stattete der Schule auch immer wieder mal einen Besuch ab, traf aber nie alle Lehrer/innen zugleich. Am Tage der Verabschiedung war das anders, weil ein offizieller Anlass gegeben war.
Ausgerechnet zu Beginn der Feier bescherte mein Körper mir eine off-Phase.
Einige Kollegen und Kolleginnen, die mich länger nicht gesehen hatten, konnten ihr Entsetzen oder ihre Betroffenheit über meinen schlechter gewordenen Gesundheitszustand nicht verbergen. Sie waren verunsichert und wussten nicht, wie sie sich mir gegenüber verhalten sollten.
Vor lauter Verlegenheit gingen mir einige aus dem Weg und vermieden es sogar, mich zu begrüßen.
Andere begrüßten mich übertrieben freundlich und unnatürlich. »Ach, da kommt

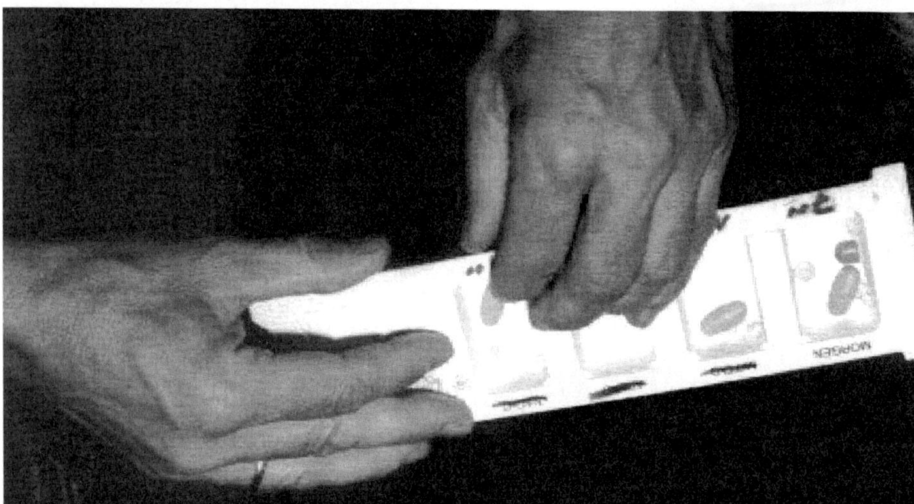

ja ein hoher Gast, kommen Sie herein, es ehrt uns, einen solch besonderen Gast begrüßen zu dürfen ...«. Es war mir peinlich.
Einige versuchten ihre Betroffenheit zu überspielen, indem sie glaubten, irgendetwas »Kluges« sagen zu müssen, was allerdings meist völlig misslang: »Stagniert deine Krankheit nun oder schreitet sie fort?« Oder: »Ich finde es bewundernswert, wie du trotz der Schmerzen mit der Krankheit umgehst.« Dass meine Erkrankung fortgeschritten war, konnte eigentlich niemand übersehen haben, und über Schmerzen hatte ich mit der besagten Kollegin nie gesprochen.

Eine weitere Kollegin tat ihr Entsetzen kund, indem sie fragte: »Was wiegst du denn jetzt noch? 30 kg?« Ich wog damals genau 47 kg und hatte lange Zeit auch keinen Gewichtsverlust zu verzeichnen.
Wieder andere schauten mich nur mitleidig und stumm an oder entzogen sich meinen Blicken. Ich konnte ihren Augen entnehmen, was in ihren Köpfen vorging, etwa.: Wie schrecklich, was aus ihr geworden ist. Armselige Kreatur, kann einem leidtun.
Die Kollegen und Kolleginnen führten mir ungeschminkt vor Augen, wie sehr ich durch die Parkinson-Krankheit gezeichnet war und welche Wirkung mein Krankheitszustand bei anderen, also in meiner Umgebung, hinterließ.
Ich war traurig und fühlte mich verletzt. Ich kämpfte gegen meine Tränen an, um mir keine Blöße zu geben. Ich brauchte mich eigentlich über die Reaktionen nicht zu wundern. Schließlich sah ich in den off-Phasen ja wirklich erbärmlich aus. Bernd versuchte mich zu trösten: Ich solle über die Reaktionen hinwegsehen. Aber das war nicht leicht, weil der Mensch in solchen Situationen verwundbar ist. Ich hatte Verständnis für die Unsicherheit und die Berührungsängste der Gesunden, aber ich war auch traurig über das Verhalten der Kollegen und Kolleginnen. Ein wenig mischte sich auch Wut und Zorn über die unpassenden Bemerkungen hinein. Ich erlebte das schreckliche Gefühl der völligen Ohnmacht gegenüber der eigenen Krankheit. Ich fühlte mich »auf der anderen Seite«, wo kein Gesunder hin möchte. Verstärkt wurde das Gefühl durch meine Unfähigkeit, auf meine Kollegen und Kolleginnen zuzugehen, um mit ihnen zu sprechen. Fühlte mich ausgegrenzt, weil ich selbst nicht laufen konnte. Krasser hätte mir das Fortschreiten der Krankheit nicht vorgeführt werden können. Da half auch kein gutes Zureden oder Trösten.
Hätte es bei dieser kleinen Feier nicht auch gute Gespräche gegeben, wäre ich vermutlich völlig frustriert und deprimiert nach Hause gegangen.
Zu Hause diskutierte ich ausführlich mit Bernd über die Geschehnisse des Nachmittags. Bernd fragte mich, was ich eigentlich von meinen Kollegen erwarte, und was ich von mir selbst erwarte?
Den Kollegen und Kolleginnen konnte ich wegen ihres Verhaltens keine Vorwürfe machen. Sie wussten zu wenig über meine Krankheit und meine vielfältigen Krankheitssymptome. Es lag also an mir, sie darüber zu informieren und ihnen durch Gespräche aus ihren Berührungsängsten und ihrer Unsicherheit im Umgang mit mir herauszuhelfen. Woher sollten sie wissen, wie ich es mir wünschte, in meinen off-Phasen behandelt zu werden? Wusste ich es überhaupt selbst? Und

war dieser Wunsch in jeder off-Phase stets der gleiche? War er übertragbar auf jede off-Phase?
Ich wusste, dass sich Gesunde oft schlecht in Kranke hineinversetzen können, weil sie nicht das gleiche Erleben haben.
Aber wie war es um meine eigene Wahrnehmung bestellt? Vielleicht bewertete und deutete ich die Reaktionen meiner Kollegen und Kolleginnen auch völlig falsch, wenn ich glaubte, ihre ganze Aufmerksamkeit sei auf meine Krankheit gerichtet? Empfand ich es nur so, und in Wirklichkeit traf es gar nicht zu? Maß ich meiner Krankheit möglicherweise zu viel Bedeutung bei? War ich zu sehr mit meiner Krankheit beschäftigt? Was konnte ich selber tun, um nicht um meine Krankheit zu kreisen?
Statt im eigenen Leid »gefangen« zu bleiben, konnte ich versuchen, mich etwas anderem zuzuwenden. Ich musste lernen, von mir »abzusehen«, mich und meine Krankheit nicht in den Mittelpunkt zu stellen, lernen, nicht im eigenen Leid zu »ertrinken«. Ich könnte mit dem einen oder anderen Kollegen ein Gespräch beginnen. An Themen dürfte es bei diesem Wiedersehen nach langer Zeit nicht mangeln. Ich konnte etwas dafür tun, dass sich mein Blick für etwas anderes als meine Krankheit öffnet.
Wie sollten meine Gesprächspartner auf mich eingehen? Wie sollten sie sich mir gegenüber verhalten?
Trotz meiner körperlichen Gebrechen und trotz meines persönlichen Empfindens, dass sich mein Körper »davongeschlichen« hatte und eigene Wege ging, blieb ich doch – zumindest äußerlich gesehen – eine Leib-Geist-Seele-Einheit. Zwar spürte ich, gerade in den off-Phasen, wie sehr diese Einheit erschüttert wurde. Ich fühlte mich von meinem Körper im Stich gelassen, verlassen, unvollständig zurückgelassen. Er nahm keine Rücksicht auf diese schützenswerte Einheit, die das Ganze meiner Person ausmachte. Aber auch, wenn er sich seiner Auf-gabe für diese Ganzheit entzog, so blieb ich als Person doch die eine, die ich war und bin und immer sein würde, deren charakteristische Merkmale meine Einmaligkeit und Einzigartigkeit sind, auch dann noch, wenn mein Körper nicht mehr funktionierte wie einst und ich ihn als Fremdkörper empfand, der sich von mir abgekehrt hatte.
Aus diesem Grund wollte ich nicht anders behandelt werden wie eh und je. Ich wollte weder bemitleidet noch hofiert werden. Ich wollte nicht wegen meiner Krankheit besondere Aufmerksamkeit auf mich gerichtet sehen. Ich wollte nicht in den Mittelpunkt gestellt werden, nur weil ich vielleicht im Rollstuhl saß. Ich

war nicht plötzlich ein anderer Mensch geworden, auch wenn es äußerlich so schien. Ich war mehr als meine Krankheit und wollte nicht auf sie reduziert werden. Ich sagte: »Ich bin nicht meine Krankheit, ich habe sie nur«.

Natürlich kann sich jeder für diese Krankheit interessieren, es ist sogar wünschenswert, damit er ein Verständnis für die Krankheitssymptome erlangt, die für Außenstehende ungewöhnlich erscheinen. Aber ich wollte die Krankheit nicht überbewertet wissen, als sei sie das Wichtigste in meinem Leben. Sie griff zwar erbarmungslos in mein Leben ein, diktierte mir nur allzu oft, wie ich meinen Alltag gestalten sollte, aber sie war nicht mein Leben. Es gab Wichtigeres in meinem Leben als meine Krankheit. Das war zum Beispiel all das, was ich trotz und mit meiner Krankheit tun konnte. Ich wurde in vielerlei Dingen sehr von James beherrscht, aber kraft meiner geistigen Fähigkeiten konnte ich mich auch über James hinwegsetzen und erheben. Wenn auch mein Körper versagte, so blieb mir die geistige Dimension, das heißt: die Fähigkeit, mein Leben mit diesen gegebenen unabänderlichen Einschränkungen sinnvoll zu gestalten.

Bernd fragte mich, was ich mir von meinem Gesprächspartner, der mich in kümmerlichem Körperzustand erlebte, wünsche? Ich antwortete: »Vielleicht ist es zu viel verlangt, weil der Mensch sich sehr von Äußerlichkeiten beeindrucken und leiten lässt. Aber: Wenn das Kollegium mich doch als die nähme, die es kennt. Meine Krankheit ist nur ein Teil von mir, der mich körperlich beeinträchtigt und zu äußerlichen Veränderungen geführt hat, aber an meiner Ich-Identität, an meinem Person-Sein hat sich nichts geändert. James gehört zu mir, wir gehen miteinander durchs Leben, aber ich bin nicht James, wie er umgekehrt nicht mein Ich ausmacht. Vielleicht verlange ich zu viel. Ich muss jedem anderen wie mir selbst zugestehen, Gefühle und Empfindungen zu haben, die er zum Ausdruck bringen möchte, so zum Beispiel seine Erschütterung oder sein Entsetzen über etwas unerwartet Eintretendes, seine Traurigkeit oder auch seine Freude über etwas Schönes. Das weiß ich sehr wohl, nur wünsche ich mir, dass meine Krankheit nicht den Blick versperrt für den Menschen, der sich hinter meiner äußeren Schale verbirgt, den Menschen, der ich bin.«

Bernd und ich hatten schon mehrmals ähnliche Erlebnisse wie die während der Abschiedsfeier der Kollegin in der Schule. »Erinnerst du dich noch an die Szene, als wir zusammen zu Fuß einkaufen gingen und uns eine ältere Frau dumm anquatschte? Du sollest nicht so hampeln, sagte sie, das gehöre sich nicht für eine Dame.«

»Ja, ich weiß es noch genau. Ich hatte damals so starke Dyskinesien. Ich war richtig niedergeschlagen und fühlte mich verletzt wegen dieses Kommentars. Du sagtest mir zwar: es solle mir doch egal sein, was andere denken. Aber es war mir nicht egal, jedenfalls in dieser Situation nicht. Vielleicht erinnerst du dich noch daran, wie ich in der Schule als Alkoholiker stigmatisiert wurde, oder wie oft ich in der Öffentlichkeit blöd angeguckt wurde.« Bernd nickte zustimmend.

»Es gab Situationen, in denen wäre ich am liebsten im Erdboden versunken oder weggelaufen. Es gab auch Situationen, in denen mir so heftig meine Hilflosigkeit und Abhängigkeit von anderen vor Augen geführt wurden, dass ich nur noch heulen konnte.

Und es gab Situationen, in denen ich in Selbstmitleid beinahe ertrunken wäre. Allerdings gab es auch Situationen, in denen ich unverletzlich war, in denen ich mich von bösen Kommentaren und unangenehmen Blicken nicht beeindrucken ließ.

Ich erlebe noch heute Momente, in denen ich James, immer notgedrungen, als Begleiter akzeptiere, mich mit ihm arrangiere und Angriffe von außen unbeschadet überstehe. Aber ich erlebe auch Momente, in denen ich diesen lästigen Begleiter lieber direkt auf den Mond schießen möchte, jedenfalls möglichst weit weg, Momente, in denen ich mich total ausgeliefert und kraftlos fühle. Verstehst du das, Bernd?«

»Ja«, antwortete er. »Viele Probleme lassen sich mit dem Verstand lösen. Aber Gefühle lassen sich nicht einfach ausschalten. Gegen sie kommt der Verstand oft nicht an.«

»Genau so ist es. Man kann nicht jedes Mal über alle Anfeindungen hinwegsehen. Man hat nicht immer die Kraft dazu. Die Gefühle, die in solchen Momenten spürbar werden, reichen von Verständnis für die Unsicherheit und Berührungsangst des Gesunden über Traurigkeit wegen seines Verhaltens bis hin zu Wut und Zorn über seine dummen Bemerkungen. Und man erlebt das schreckliche Gefühl der völligen Ohnmacht gegenüber seiner eigenen Krankheit. Man fühlt sich total auf der anderen Seite, wo kein Gesunder hin möchte Man kann nicht immer einfach sagen: Mach dir nichts daraus, was andere sagen oder denken. Es ist nicht einfach, sich anderen so, wie man ist, zuzumuten. Und offen gesagt: Ich finde es sogar gut und möchte es mir auch bewahren, meine Schwächen haben und zeigen zu dürfen. Gerade das macht das zutiefst Menschliche aus. Ich kann und will nicht nur stark sein.«

Ich hatte kaum geendet zu sprechen, als mir Tränen in die Augen schossen und ich jämmerlich zu weinen begann. »Ich kann und ich will nicht nur stark sein«, wiederholte ich schluchzend. »Das brauchst du auch nicht, Angela«, tröstete Bernd mich. »Was du alles leistest, ist weiß Gott mehr als genug. Das soll dir erst mal jemand nachmachen.« »Jetzt heule ich dir auch noch etwas vor, obwohl du dir schon genug Sorgen um mich machst und nach deiner Arbeit mal Ruhe verdient hast.« »Du hast wirklich allen Grund zu weinen und zu klagen«, beruhigte Bernd mich. Durch mein Gesicht kullerten dicke Tränen. »Es ist gut, dass du weinen kannst, dann kommt der ganze Kummer mal heraus, und du wirst sehen, gleich geht es dir bestimmt besser.« Ich schluchzte noch einmal und trocknete die Tränen mit einem Taschentuch ab.

13. Parkinson heißt Abschied nehmen

»Wenn diese dumme Krankheit nicht wäre, was hätten wir beide alles unternehmen können. Aber wenn das Wörtchen wenn nicht wäre ...«, sagte Bernd manchmal zu mir. Es hatte keinen Zweck sich selbst zu bemitleiden. Immerhin hatte ich es geschafft, stets nach vorne zu blicken und mein Leben immer wieder neu zu organisieren, wenn es das Fortschreiten der Krankheit erforderlich machte. Bernd bewunderte mich, weil ich mein Leben lang nicht aufgegeben hatte. Im Gegenteil: Ich versuchte, aus jeder noch so misslichen Lage stets das Beste zu machen. Ich war sicherlich keine perfekte Mutter und Ehefrau, aber ich bemühte mich, meine Aufgaben zu aller Zufriedenheit zu erfüllen. Darüber hinaus war ich auch eine überzeugte Pädagogin. Die Parkinsonsche Krankheit kam mir in jungen Jahren in die Quere und brachte meine gesamte Lebensplanung durcheinander. Trotzdem ließ ich mich nicht unterkriegen. Ich hatte neue Hobbys entwickelt. Ich malte mit Ölfarben, nähte Teddybären, schrieb Gedichte und andere Texte und engagierte mich in einer Internet-Selbsthilfegruppe.
Acht Jahre nach der Diagnose Parkinson war für mich eine besonders schwere Zeit gekommen. Ich konnte meinem geliebten Beruf als Lehrerin nicht mehr nachgehen. Ich gestand mir ein, dass ich der Arbeit nicht mehr voll gerecht werden konnte, ohne mit meiner körperlichen und psychischen Gesundheit Raubbau zu betreiben. Das Ende meiner Berufstätigkeit stand bevor, lastete tonnenschwer auf meinem Rücken und war längst überfällig. Ich hatte meinen Körper lange genug malträtiert, ihm Leistungen abverlangt, die an die Grenze seiner Leistungsfähigkeit gingen, ohne Rücksicht auf sein Befinden zu nehmen.
Ich zweifelte: Bin ich wirklich nicht mehr imstande, den an mich gestellten Anforderungen zu genügen? Ich wusste, dass körperliche Handicaps vorhanden waren, aber geistig fühlte ich mich meinen Aufgaben gewachsen. Im Beruf wurde von mir beides verlangt, ich musste voll funktionstüchtig und belastbar sein. Ich bewältigte in den Pausen nicht mehr die Fußwege von einem zum anderen Ge-

bäude. Ich kroch im Schneckentempo durch die Flure, verspätete mich regelmäßig, war der Hektik nicht mehr gewachsen. Die kleine Welt um mich herum war mir zu schnell geworden. Ich hatte das Gefühl, nicht mehr mitzukommen, nicht mehr gut genug zu funktionieren, nicht mehr allen Ansprüchen, die an mich gestellt wurden und die ich selber an mich stellte, zu genügen.

Warum überforderte ich mich ständig? Sir James setzte sich zur Wehr, indem sich der Tremor und der Rigor verstärkten. Meine Psyche setzte Angstattacken als Abwehrmechanismen ein. Es gab nur einen Weg aus diesem Dilemma: den Austritt aus dem Schulleben. Ich sah das Ende dieses Lebensabschnittes unaufhaltsam heranrücken. Ich musste mich dieser Auseinandersetzung stellen.

Zwanzig Jahre unterrichtete ich nun schon – zwanzig Jahre im aktiven Schuldienst – zwanzig Jahre, eine lange Wegstrecke meines Lebens. Mein Alltag wurde zu einem erheblichen Teil von der Schule bestimmt. Fragen über Fragen beschäftigten mich, und ich versuchte, von Bernd Entscheidungshilfen einzufordern.

Wie würde es sein, wenn dieser Teil von heute auf morgen entfiel? Wenn es hieß, Abschied nehmen zu müssen von all den Aufgaben, die mich bisher ausgefüllt hatten. Schluss! Aus! Vorbei!

Würde mir der Austausch mit den Kollegen und Kolleginnen, den Schülerinnen, den Eltern fehlen? Welche Aufgaben könnte ich an die Stelle der bisherigen setzen? Würde ich unglücklich werden, weil mir zu Hause die Decke über dem Kopf zusammenfiel? Würde ich verblöden, weil die geistige Herausforderung fehlte?

Nein, das würde nicht passieren! Ich würde mich nicht zurückziehen und isolieren. Ich würde nicht untätig herumsitzen, denn ich war schon immer ein kommunikativer und engagierter Mensch mit vielen Interessen. Ich würde Zeit zum Lesen, für Korrespondenzen, für Freunde, für die Familie, für das kulturelle Leben haben. Aber wie schnell würde ich es leid sein, was sich zunächst so schön und attraktiv anhörte? Sechs Wochen Sommerferien reichten auch stets aus, die Schule wieder herbeizusehnen, auch wenn damit viel Arbeit und Stress verbunden war. Reichten meine Interessen aus, die frei werdende Zeit zu füllen?

Oder würde ich in ein tiefes Loch der Depression und Unzufriedenheit fallen, aus dem ich nicht mehr den Weg hinaus fände?

Würde ich meiner Familie zur Last werden, weil ich mich unglücklich fühlte? Oder würde ich aus gesundheitlichen Gründen bald gar nicht mehr in der Lage dazu sein, noch irgendwelchen Aktivitäten nachzugehen?

Wie Mückenschwärme, die keine Ruhe geben wollen, schwirrten die Gedanken in meinem Kopf umher.

Aber die Schule ist nicht das Leben! Mein Parkinson rebellierte gegen meinen körperlichen Raubbau. Abwechselnd zitterte ich mehr und mehr, oder ich wurde zunehmend steif. Ich war sicher, dass mein Gefühl mich nicht betrog: Ein neuer Lebensabschnitt stand unmittelbar bevor. Eine erneute Panikattacke machte diese Ahnung wahr. Meine Neurologin riet mir dringend zum Schulaustritt.
Nun war sie da, die Entscheidungssituation, die ich solange vor mich hergeschoben hatte. Am liebsten hätte ich mich ihr entzogen.
Bernd gab mir noch einmal zu bedenken, ob ich es nicht doch schaffen könnte, den Beruf weiter auszuüben. »Vielleicht machst du dich unglücklich, wenn du der Schule den Rücken kehrst. Vielleicht ist deine Zufriedenheit dann ein für alle Mal hin.«
Schließlich hatte Bernd ein Einsehen: Stress schadete meiner Gesundheit, weil ich empfindlich auf Stress reagierte. Er ermutigte mich deshalb, in den vorzeitigen Ruhestand zu treten, statt mich zu verunsichern.
Wieder kamen Zweifel in mir hoch. Ich wünschte mir Gewissheit, das Richtige zu tun. Mit wem ich mich auch beriet, die Entscheidung musste ich allein treffen. Keiner konnte sie mir abnehmen.
Immer wieder wog ich das Für und Wider einer Entscheidung gegeneinander ab. Wie ich mich auch entscheiden würde, die Konsequenzen musste ich tragen. Aber diese Konsequenzen konnte ich nur erahnen. Ich hatte Sorge vom Regen in die Traufe zu fallen.
Schweren Herzens folgte ich dem Rat meiner Ärztin und willigte in den Antrag auf vorzeitige Pensionierung ein.
Meiner Verabschiedung sah ich mit unguten Gefühlen entgegen. Ich hatte Angst vor der Traurigkeit, mit der sich die Endgültigkeit, die Absolutheit dieses Schrittes erfüllen würde.
Acht Jahre hatte Sir James mich auf Schritt und Tritt begleitet. Acht Jahre lang hatte ich Zeit gehabt, mich auf diesen Abschied vorzubereiten, und ich konnte mich immer noch nicht mit diesem Gedanken anfreunden, stattdessen zögerte ich, wollte Zeit gewinnen, wollte am liebsten vor der Entscheidung fliehen. Aber dieses Mal würde ich nicht so einfach davonkommen.
Es tat mir weh, etwas Liebgewonnenes lassen zu müssen, einen Teil meines Lebensinhaltes abgeben zu müssen – und nicht gerade einen unerheblichen Teil. Das war keine Kleinigkeit, das traf mich mitten ins Herz, das verursachte seelischen Schmerz. Dieser Abschied war kein einmaliger Abschied, den man hinnimmt, und dann ist es das gewesen.
Das Abschiednehmen hatte mich seit meiner Frühpensionierung nicht mehr ver-

lassen. Immer wieder keimte der Schmerz in mir auf, sei es, dass ich einen Lehrerkalender von einem Geldinstitut zugesandt bekam oder sei es, dass ich einfach nur meine Schul- oder Unterrichtsmaterialien im Regal ansah.
Der Abschied nahm fortan mehr und mehr Platz in meinem Leben ein. Ich musste Abschied nehmen von lieb gewonnenen Gewohnheiten, von alltäglichen Selbstverständlichkeiten ich musste adieu sagen zur Leichtigkeit des Seins, zur Unbeschwertheit des Lebens. Ich musste mich unfreiwillig mit Sir James arrangieren, ich musste all seine Attacken ungewollt ertragen. Ich blieb lange Zeit unversöhnlich mit dieser Krankheit, die, wie ich zu sagen pflegte, »ein böses Spiel mit mir, mit meinem Körper und meiner Seele spielte.«
Sir James empfand ich als Feind, als einen Störfaktor in meiner Lebensgestaltung. Ich fühlte mich durch ihn in meiner Freiheit eingeschränkt. In meinen Augen war er derjenige, der nichts anderes im Sinn hatte, als mich unentwegt zu traktieren, derjenige, der meine Lebensqualität beeinträchtigte, wann immer er es wollte. Ich wollte ihn loswerden. So schnell wie möglich. Ich verabscheute ihn. Ja, ich hasste ihn. Er zog meinen ganzen Zorn auf sich, und ich schrieb ein Gedicht dazu.

Parkinson heißt Abschied nehmen

Parkinson
heißt
Abschied nehmen
heißt
verlassen
liebgewonnener Gewohnheiten
alltäglicher Selbstverständlichkeiten

Parkinson
heißt
Abschied nehmen
heißt
adieu sagen
der Leichtigkeit des Seins
der Unbeschwertheit des Lebens

Parkinson
heißt
Abschied nehmen
heißt:
unfreiwillig annehmen
Ungewolltes ertragen
unversöhnlich bleiben

Böses Spiel der Krankheit
mit dem Körper
mit der Seele
mit Dir

14. Du bist aber wirklich schlecht dran

Während unseres Urlaubs im Périgord schwelgten wir, im Liegestuhl liegend und den Blick auf den Sternenhimmel gerichtet, in gemeinsamen Erinnerungen. »Ich frage mich manchmal: Was wäre aus mir geworden, wenn ich dir nicht begegnet wäre?« »Ganz einfach, du hättest einen anderen gefunden, mit dem du glücklich geworden wärest«, gab Bernd zur Antwort. »Das glaube ich nicht. Es war Vorsehung, dass du auf der Abiturfeier meines Bruders eingeladen warst und wir uns dort getroffen haben.«

»So froh kannst du doch auch nicht darüber sein, mir begegnet zu sein«, sagte Bernd und erinnerte mich an die Schlappe bei unserer Hochzeitsfeier. »Genau«, erwiderte ich, »ich hätte es mir vielleicht doch besser überlegen sollen. Du hast damals nicht einmal bemerkt, dass mich unsere Freunde entführt hatten.« Bernd zeigte ein breites Grinsen, das Grinsen eines spitzbübischen Kindes, das etwas Ungeheuerliches verbrochen hat und das einen gewissen Stolz auf seine, wenn auch wenig heldenhafte, Tat verrät. »Tja, so spielt das Leben«, entgegnete Bernd lapidar und schmunzelte: »Ich hab es halt nicht gemerkt, dass man dich entführt hat.«

Bis zu meinem 38. Lebensjahr hatten wir beide eine glückliche, unbeschwerte Zeit verbracht. Doch aus diesem scheinbar selbstverständlichen Leben wurden wir jäh herausgerissen, als ich an Parkinson erkrankte. Zwar änderte sich unser Leben nicht gleich, aber peu á peu schlichen sich Einschränkungen und Verzichtleistungen in die Alltagsgestaltung ein. Vieles, was vor der Krankheit problemlos funktionierte, bedurfte zunehmend enormer Anstrengungen oder gelang gar nicht mehr. Parkinson bedeutete, immer häufiger Abschied nehmen zu müssen. Das hatte besonders ich oft massiv zu spüren bekommen. Sir James konnte mich zur Weißglut bringen: Manchmal hat James mir Tage beschert, die ich am liebsten aus dem Kalender gestrichen hätte. Nichts, was ich an solchen Tagen in Angriff nehmen wollte, gelang mir, weil James mir ständig einen Riegel davor schob.

Es fing schon beim Aufstehen an. Oft konnte ich mich nur mit größter Mühe ins Bad begeben. Das Haarewaschen musste ich auf einen späteren Zeitpunkt verschieben, wenn ich vielleicht etwas beweglicher sein würde. Aber auf diesen Zeitpunkt konnte ich häufig lange warten. James zeigte mir, wer der Herr ist, wer von uns beiden das Sagen hat.

James spielte sich förmlich auf. Die Medikamente zeigten keine Wirkung. Schneckentempo war angesagt. Das Frühstück schmeckte mir nicht; das Kauen fiel mir so schwer. Ich musste das Brot im Mund langsam zermalmen oder weich lutschen.

Doch damit nicht genug; einmal schellte es an der Haustür. Ich schleppte mich mit aller Kraft zur Tür. Es dauerte lange, bis ich mein Ziel erreicht hatte. Endlich! Geschafft!, dachte ich und öffnete erleichtert die Tür, hörte noch das Motorengeräusch des davon eilenden Autos und erkannte, dass es der Paketdienst der Post war. Zu spät! Pech gehabt. Ich hätte heulen können. Ein Gemisch von Traurigkeit, Wut und Ohnmacht erfüllte mich. So etwas beeindruckt James allerdings nicht.
Stattdessen ließ er nicht ab von mir. Ich bemerkte, dass mir der Briefkastenschlüssel fehlte, um an die Benachrichtigung zu kommen. Was blieb mir anderes, als dass ich mich zurück zur Küche quälte. Schritt für Schritt erkämpfte ich mir den Weg dorthin, ignorierte die Steifheit und hob im Wechsel die bleiern schweren Füße vom Boden ab. Schließlich – es war eine Menge Zeit vergangen – hielt ich die Mitteilung des Paketzustelldienstes der Post in der Hand. Das Paket kann an der Hauptpost abgeholt werden, jedoch nicht vor morgen Nachmittag, las ich verärgert. Ich war wütend darüber, dass ich nicht schnell genug gewesen war. Wie leicht ist so ein Zettel in den Briefkasten geworfen. Wie einfach wäre es, das Paket abzuholen, wenn ich gesund wäre. Aber wie beschwerlich ist es für einen Gehbehinderten zur Hauptpost zu kommen.
An jenem Tag hielt James noch weitere Überraschungen für mich bereit. Das Telefon klingelte, und ich brachte alle mir zur Verfügung stehende Energie auf, um rechtzeitig zum Schreibtisch zu gelangen, zählte die Schritte bis zum Schreibtisch: noch vier Schritte, noch drei Schritte, noch zwei Schritte. Geschafft! Gott sei Dank, ich bin am Telefon. Ich nahm den Hörer ab, wollte gerade meinen Namen in die Muschel sprechen, als der Teilnehmer am Ende der Leitung auflegt. Mir war zum Heulen zumute. James brachte mich an jenem Tag zur Weißglut.
Aber es reichte James noch immer nicht. Er malträtierte mich weiter. Ich musste dringend zur Toilette. Meine Beine wollten mich nicht tragen. Ich setzte mich in meinen Rollstuhl, der aber keine wesentliche Hilfe darstellte, da meine Arme ihn nicht richtig in Bewegung setzen konnten. Ich entschloss mich, es auf allen Vieren zu versuchen und krabbelte zum WC.
James hatte sich erneut eine Gemeinheit ausgedacht. Es gelang mir nicht, die Knopfleiste meiner Jeans zu öffnen. Hätte ich doch diese Hose mit der Knopfleiste nicht angezogen. Dann hätte ich dieses Problem jetzt nicht. Je angestrengter ich die Knöpfe zu öffnen versuchte, desto mehr zitterten meine Hände. Der Druck der Harnblase wurde größer. Ich geriet in Panik. Was, wenn ich die Hose nicht auf bekomme, dachte ich. – Endlich! Der erste Knopf war offen. Jetzt nur nicht aufgeben, sagte ich mir. Ich probierte es wieder und wieder, bis ich gerade noch recht-

zeitig auch die anderen Knöpfe bezwungen hatte. Gott sei Dank konnte ich das drohende Unglück abwenden.
Es war scheinbar noch nicht genug, James ärgerte mich weiter. Die Knopfleiste musste nun wieder geschlossen werden. Ich schaffte es beim besten Willen nicht. Die Finger wollten mir nicht ihre Dienste erweisen und zitterten um die Wette. Ich resignierte. Die Knopfleiste musste warten.
Seit der ersten morgendlichen Tablettendosis waren vier Stunden vergangen. Und da ich damals alle vier Stunden Medikamente brauchte, war es an der Zeit, wieder welche einzunehmen. Hoffentlich wirken sie dieses Mal, dachte ich.
»Bernd, du erinnerst dich vielleicht, dass im Haus an verschiedenen Stellen meine Tablettendosen lagen, daneben stand jeweils eine Flasche Mineralwasser«, bemerkte ich beiläufig.
Ich wählte den kürzesten Weg zum Schreibtisch, schluckte das L-Dopa und wartete auf Beweglichkeit. Vergeblich, ich blieb steif, meine Beweglichkeit war wie eingefroren.
Ich setzte mich also an den Schreibtisch und sah, dass die Sonne schien. Jetzt könnte ich mich gemütlich in den Garten setzen und lesen, ging es mir durch den Kopf. Aber wie sollte ich das bewerkstelligen? Die Gartenstühle standen noch unter der Regenschutzhülle. Ich würde es kaum schaffen, einen dieser schweren Holzstühle aufzuklappen und aufzustellen. Aber ich wollte mich nicht unterkriegen lassen, schon gar nicht von James. Deshalb widersetzte ich mich der Steifheit, indem ich meine ganze Kraft zusammennahm und nach draußen stolperte. Es dauerte lange, bis ich den Stuhl unter der Abdeckung hervorgeholt und aufgestellt hatte. Ich musste ihn nur noch an die richtige Stelle tragen: weder in die pralle Sonne noch in den Schatten. Meine Beine rührten sich mit dieser Last nicht vom Fleck. Ich musste den Stuhl stehen lassen, wo er stand. Jetzt fehlte nur noch die Sitzauflage, die ich mühsam herbeischleppte. Ich fiel erschöpft in den Gartenstuhl, als die Sonne sich hinter den Wolken versteckte. Mir war kalt, außerdem hatte ich mein Kissen vergessen, ohne das ich in diesen Gartenstühlen immer Rückenschmerzen bekam, die ich allerdings ohnehin schon hatte, weil die Tabletten nicht wirken wollten.
Und dann ..., wieder läutete das Telefon. Es lag noch auf dem Schreibtisch, weil es mir beim Aufstellen des Stuhles im Weg gewesen wäre. Ich verzichtete darauf, es zu holen. Ich würde doch zu spät kommen. Ich blieb sitzen, fror und hatte Rückenschmerzen. Ich fühlte mich miserabel. James hatte noch weitere Hasstiraden gegen mich auf Lager. Ich fühlte mich wie sein Spielball.

Ich dachte an Nicolas Bemerkung: »Du bist wirklich schlecht dran. Wenn ich sehe, was meine Arbeitskollegin, die etwa in deinem Alter ist, alles unternehmen kann.« Ja, sie hatte Recht. Was konnte ich schon problemlos unternehmen? Selbst bei den kleinsten Erledigungen war ich von James und seinen Launen abhängig. Nicht einmal die Hose konnte ich öffnen, wenn ich zur Toilette musste. Demnächst brauche ich Hosen mit Gummizug. Wie mag das nur aussehen? Hosen mit Gummizug. Was wäre, wenn ich einmal an Durchfall erkranke? Nicht auszudenken! Ja, man müsste mich in Windeln stecken. Windeln für Erwachsene! Windeln für mich!
Für jede Kleinigkeit auf fremde Hilfe angewiesen sein, das ist etwas Schreckliches. Ich konnte damals den Gartenstuhl nicht problemlos aufstellen, geschweige denn ihn fortbewegen. Selbst das Öffnen von Mineralwasserflaschen bedeutete Schwerstarbeit für mich. Ich war schon damals nicht mehr in der Lage, mich alleine zu versorgen. Andere mussten für mich einkaufen. Ich fühlte mich wie ein hilfsbedürftiges Baby. Ein knapp 50-jähriges Baby. Ein Baby mit Windeln. Ich zerfloss an jenem Tag in Selbstmitleid.
Wie gerne wollte ich wie andere Großmütter auch mit meinen beiden Enkelkindern einmal unbeschwert einen Ausflug in den Zoo machen. Aber James stand mir im Wege, er ließ es nicht zu. Nicola hätte nicht nur ihre beiden Kinder zu beaufsichtigen, sondern dazu noch eine pflegebedürftige Mutter zu betreuen.
Ich dachte daran, wie oft ich schon davon geträumt hatte, morgens nach dem Aufstehen leicht beschwingt, ohne Gehstörungen, ohne steif zu sein, das Bad betreten und mich frei bewegen zu können, nicht überlegen zu müssen, ob das Waschen der Haare heute gelingen könnte oder nicht. Ich wollte meinen ständigen Begleiter James loswerden, wenigstens für einen Tag. Beweglichkeit ohne Einschränkung. Wie schön wäre das, dachte ich.
Ich saß immer noch bewegungslos im Gartenstuhl, fror, hatte Rückenschmerzen und ertrank fast in meinen Tränen.
Dann schellte es an der Haustür. Auch das noch! Ich erwartete keinen Besuch. Ehe ich mich vom Stuhl erheben konnte, hörte ich eine Stimme rufen: »Hallo, ist da jemand?« Es war Lena, die hereinkam und mich im Garten aufsuchte. Es war mir peinlich, dass sie mich in dieser deprimierten Stimmung vorfand. »Was ist los mit dir? Hast du Schmerzen?«, fragte sie mich. Ich antwortete: »Ist schon wieder gut. War nur ein Durchhänger.«
Sie ließ nicht locker, bis ich ihr meine Sorgen und Nöte erzählte. Sie tröstete mich. Ich fühlte mich wieder gut, entlastet von allem Schmerz und Kummer. Ich konnte wieder lachen, nur – jetzt war Lena traurig und konnte ihre Tränen nicht

mehr zurückhalten. Es bewegte mich zu erleben, wie sehr auch sie unter meiner Krankheit litt.
Am Abend erkundigte sie sich telefonisch nach meinem Befinden. Sie weinte, weil ihr meine Probleme mit James den ganzen Tag lang nicht aus dem Kopf gegangen waren. Ich versuchte sie zu beruhigen, aber sie blieb bedrückt. Später schrieb ich ihr einen Brief, in dem ich ihr meine Sicht der Dinge erläuterte. Ich schrieb ihr:

Liebe Lena,

natürlich ist meine Krankheit kein Zuckerschlecken, aber mir geht es im großen Ganzen gut und das vor allem deshalb, weil ihr (meine Familie) mir so vieles erleichtert und mich spüren lasst, dass ich mit meinen Problemen nicht alleine bin. Ich fühle mich von euch getragen, und ihr gebt mir das Sicherheitsgefühl, das mein Körper mir nicht mehr geben kann. Damit tragt ihr unendlich zu meinem Wohlergehen bei. Dass ich trotz dieser positiven Erfahrung auch manchmal einen »Durchhänger« habe, ist wohl verständlich. Aber ich bin dann selber darüber traurig, dass ich euch zusätzliche Sorgen mit meiner niedergeschlagenen Stimmung bereite, denn das möchte ich nicht. Dass ihr mir dann zuhört und mir eure Zeit schenkt, zum Beispiel du am gestrigen Tag, hilft mir sehr und gibt mir neuen Mut und Kraft, wieder positiv zu denken.
Ich möchte dir sagen, dass meine Krankheit mir nicht nur Trauriges beschert, im Gegenteil, ich erlebe durch sie sehr viel Schönes: zum Beispiel eure Zuwendung und Hilfe, eure Liebenswürdigkeiten und euer Mitfühlen.
Ich bin durch meine Krankheit vielen besonderen Menschen begegnet. Ich habe neue, sehr wertvolle Freundschaften geschlossen, zum Beispiel mit Ludger und Miriam und mit den Bewohnern der Parkinson Wohngruppe oder mit Peter und Birte, mit Benjamin und Lotte, oder mit Elisa, Clemens, Thomas und Sarah oder Andreas, Christoph und Patrick, um nur ein paar Freunde aus der Internet-Selbsthilfegruppe zu nennen. All diese bewundernswerten Menschen hätte ich ohne meine Parkinson-Krankheit nicht kennen gelernt, und das wäre ein echter Verlust.
Am Anfang der Erkrankung steht, wie bei jedem, der plötzlich mit einer chronischen Krankheit konfrontiert wird, die Auseinandersetzung mit dieser neuen Sachlage oder Situation. Diese Auseinandersetzung reicht von totaler Ablehnung und Verdrängung, von Wut und Zorn über den Drang nach Information bis hin zu einer Annahme und Akzeptanz. Das ist ein langer Weg, den der Betroffene zu gehen hat, und es dauert oft Jahre, bis er seine Krankheit wirklich vollständig annehmen kann. Aus eigener Erfah-

rung habe ich gelernt, was es heißt, wenn der Körper dem Menschen nicht mehr gehorchen will und nicht mehr durch eigene Kraft und eigenen Willen steuerbar ist. Das gibt mir die Möglichkeit, ähnlich Betroffene genau zu verstehen, ihre Gefühle nachzuempfinden. Ich glaube auch, dass ich gelernt habe zu warten, einfach etwas hinzunehmen, geduldig zu sein.
Das ist eine Eigenschaft, die in unserer heutigen schnelllebigen Gesellschaft oft verloren gegangen ist. Das alles ist auch ein Gewinn, den ich aus meiner Krankheit ziehen kann.
Am meisten erfüllt mich allerdings mit Stolz, dass ich eine Familie habe, die so viel Feingefühl, so viel Verständnis und so viel Hilfsbereitschaft mir gegenüber zeigt, dass mein Leben jede Sekunde lebenswert macht. Mit einem Bild gesprochen, helft ihr mir dabei, sagen zu können: »Das Glas ist noch halb voll«, statt zu sagen; »das Glas ist schon halb leer«. Dafür möchte ich dir, euch allen, DANKE sagen.
Parkinson bedeutet also nicht nur Einschränkung oder Verlust, sondern auch Gewinn, und mein Motto, das ich daraus ableite, lautet: »Genieße das Leben, ob mit oder ohne Parkinson, genieße es einfach!«
Abschließend möchte ich dir, liebe Lena, noch ein Gedicht aufschreiben, das mir nach deinem Besuch in den Sinn kam. Es lautet:

Ich habe Zeit für Dich

Wer seine Zeit
die Kostbarkeit
an andere verschenkt
ist reich, empfängt
der Samen Zeit
wird Ewigkeit
Ich habe Zeit für Dich.

Doch all die scheußlichen An- und Übergriffe von Sir James waren nun nach der gelungenen THS vorbei. Nicolas Bemerkung: »Du bist aber wirklich schlecht dran«, traf nicht mehr zu. Gott sei Dank, denn mit der Operation hatte ich diese qualvolle, anstrengende Zeit hinter mich gebracht. »Sie haben alles überstanden«, klang es in meinen Ohren.
Ich konnte wieder wie früher meine Gartenarbeit verrichten. Ich genoss es, früh morgens, wenn die Vögel zu zwitschern begannen, meine Gartengeräte aus der Garage zu holen und in den Beeten zu wirbeln. In den Frühjahrs- und Sommer-

monaten verbrachte ich die meiste Zeit des Tages im Garten. In der ungemütlicheren Jahreszeit verkroch ich mich am liebsten in meiner Dachstube und bastelte oder handarbeitete, oder ich gab mich meiner Malerei hin.
Die meist hellen, lebendigen und kräftigen Farben, die ich in meinen Bildern verwende, spiegeln die Lichtblicke meines Alltags wider. Das war auch schon vor der erfolgreichen THS so. Meine Gemälde besitzen eine solche Leuchtkraft, dass sie jede dunkle Stimmung aufhellen. Sie sind Ausdruck meiner ungebrochenen Lust am Leben. Für mich ist meine Malerei eine Art Selbsttherapie, mit der ich mich auch in schweren Stunden über Wasser halten kann, denn ich male alles Schöne, das ich täglich wahrnehmen kann. Das entspricht meiner Überzeugung, immer erst den Blick für das Gute und Schöne offen zu halten. Zugleich sind die Bilder Ausdruck meiner Sehnsüchte und Wünsche, ähnlich wie manche meiner Texte und Gedichte, über die ich mit anderen ins Gespräch kommen und Diskussionen über Sorgen und Nöte, Sehnsüchte und Hoffnungen in Gang setzen kann.
Ein Zeugnis meiner Kreativität sind die Texte »Der Zeitlupenmensch« und »Mein Körper – mein Fremdkörper«, die ich beide nachdem ich bereits elf Jahre an Parkinson erkrankt war, also noch vor der erfolgreichen THS, aufgeschrieben habe.

15. Der Zeitlupenmensch

Der Schlaf zieht aus

Der Schlaf zieht aus
weil die Knochen lärmen
Der Krach entzweit sie
Ich füge die Scherben zusammen
doch der Schlaf kehrt nicht zurück

»Es ist 6 Uhr. Sie hören Nachrichten.« ...
Ich frage mich, warum ich den Wecker stelle, wenn ich doch jeden Morgen um diese Zeit längstens wach bin. Die Nächte sind eine Strafe für mich. Stündlich wache ich auf, gepeinigt von Rückenschmerzen. Meine Knochen lärmen. Ich fühle mich um die Nachtruhe betrogen.

Spätestens wenn in der Frühe, meist um 4.30 Uhr, die Vögel miteinander zu schwatzen beginnen, ist der Schlaf vollends aus meinen Gliedern ausgezogen. Ich habe wie so oft eine schreckliche Nacht hinter mir. Jedes Mal, wenn ich mich im Bett umdrehen will, fängt das gleiche Spiel von vorn an: Nur langsam lässt sich mein Körper in Bewegung setzen. Er verhält sich zu mir wie ein Fremdkörper, schwer wie ein Zementsack, und das bei meinem Fliegengewicht von gerade mal 45 kg. Als gehöre er mir gar nicht, muss ich ihn mit größter Kraftanstrengung herum rollen. Kaum habe ich es geschafft, ihn auf meine Schokoladenseite zu drehen, drückt eine Stofffalte im Nacken bis zur Unerträglichkeit. Ein Stückchen Stoff, das mich um den Schlaf bringt, das mich eine ganze Nacht lang quälen kann. Es bleibt mir nichts anderes übrig, als mich erneut herumzudrehen, um das Hindernis aus dem Weg zu räumen, damit die Liegeposition nicht zu einer Tortur wird. Mit dem linken Arm kann ich nicht an die Stelle gelangen, die mich zur Weißglut bringt. Der rechte Arm lagert gerade angewinkelt und in bequemer Position unter dem Kopfkissen und dient mir als Kopfstütze. Aber was nutzt es, wenn die Kissenfalte im Nacken quält? Ich hole den rechten Arm unter dem Kissen hervor, im Zeitlupentempo, denn seit elf Jahren bin ich ein Zeitlupenmensch, der die Langsamkeit entdeckt hat. Im Zeitlupentempo also ziehe ich den Arm unter dem Kissen weg. Ich konzentriere mich. Jetzt wieder zurück auf die andere Seite! Wieder spüre ich mein zementschweres Leichtgewicht, bleiern schwer, aber es muss irgendwie verschoben werden. Ich nehme alle Kraft zusammen. Gleich habe ich es geschafft! Jawohl, nun noch die Falte glatt streichen! Schweißperlen stehen auf meiner Stirn. Der Stoff ist geglättet, ich liege auf der linken Seite, völlig erschöpft. Die Knochen melden sich zurück, sie lassen keine Ruhe, lärmen noch heftiger als vor einer viertel Stunde. Ich denke einen Moment lang daran, wie schön es war, als ich noch durchschlafen konnte und wie wenig mir damals bewusst war, was es heißt, durchschlafen zu können, mehr noch: ausschlafen zu können, den Schlaf als Entspannung zu erleben. Inzwischen ist das Bett zu einem Folterinstrument geworden, die Nacht zu einer Qual. Ich schaue auf den Wecker, meinen treuen Begleiter in der Nacht.

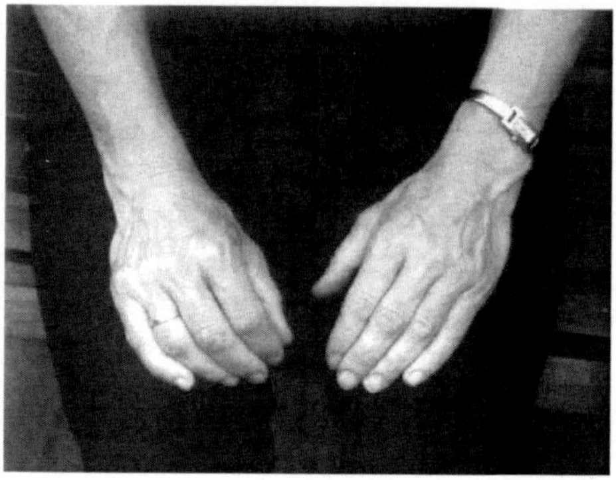

Er zeigt mir an, wie viele quälende Stunden verstrichen sind und wie viele noch vor mir liegen. Eine Stunde ist erst vergangen, seitdem ich zu Bett gegangen bin. Wie schrecklich! Meine lärmenden Knochen unterbrechen meinen Gedankengang. Die Schmerzen sind kaum zu ertragen. Ich muss mich erneut wenden. Die Prozedur beginnt von vorne. So geht es Nacht für Nacht. Ich frage mich, wie ich das durchstehe. Ich wundere mich darüber.

Die Nacht ist also endlich vorüber. Gott sei Dank! Ich kann aufstehen. Aber wie? Meine Knochen scheinen entzweit wie ein Scherbenhaufen, der erst zusammengefügt werden muss. Ich sortiere diesen Scherbenhaufen, drehe mich im Schneckentempo Richtung Bettkante, hänge meine Beine heraus, richte dann, auf den rechten Arm gestützt, langsam meinen Oberkörper auf. Ich beginne die steifen Füße zu bewegen: erst hoch, dann runter, im Wechsel, rechter Fuß, linker Fuß, dann kreisende Bewegungen.

Der Wecker zeigt 6.05 Uhr. Ich greife zur Tablettendose – wie jeden Morgen um diese Zeit. Erst die Tablette einnehmen, dann warten, sich in Geduld üben, die Langsamkeit entdecken, jeden Tag aufs Neue: Knochen sortieren, zusammenfügen, Tabletten einnehmen, warten ... Ein stiller Hass erfüllt mich, Hass auf den Körper, der mir nicht zu gehören scheint, der mit mir macht, was er will. Ich habe keine Gewalt mehr über ihn. Er zwingt mich in die Knie. Ich muss ihm gehorchen. Ich – ein freier Mensch in einem freien Land. Was für eine Freiheit! Nichts ist frei in mir. Alles funktioniert nur über die Einnahme von Tabletten, wenn es überhaupt funktioniert. Nicht einmal die Medikamente sind zuverlässig. Oft genug versagen sie, wenn es sich der Körper in den Kopf gesetzt hat, heute, jetzt und hier nicht zu funktionieren.

Ich sitze immer noch auf der Bettkante und warte, warte darauf, dass das L-Dopa sich seinen Weg zum Gehirn in die substantia nigra bahnt, in der – aus welchen Gründen auch immer – nicht mehr ausreichend Dopamin ausgeschüttet wird, um die Bewegungsabläufe natürlich in Gang zu setzen. Ich warte ...

Elf Jahre habe ich bereits Zeit, mich in Geduld zu üben, und ich kann es immer noch nicht gut. Ein langer Lernprozess, den ich vielleicht nie abschließen werde.

Vor neun Jahren konnten fünf Minuten für mich eine Ewigkeit bedeuten, wenn ich auf etwas warten musste. Nichts konnte schnell genug gehen. Heute empfinde ich zwanzig Minuten als eine kurze Zeit. Die Welt um mich herum ist mir zu schnell geworden. Ich bin nicht für diese Welt geschaffen. Ich komme nicht mehr mit. Die Welt ist eine Welt der Hektiker. Lauter Hektiker! Sie haben immer zu wenig Zeit. Die Zeit läuft ihnen davon. Sie überschlagen sich, um die Zeit einzuholen.

Der Zeitlupenmensch sitzt derweil auf der Bettkante und wartet, wartet darauf, dass das L-Dopa seinen Weg durch den Körper findet und zu seinem Ziel gelangt. Die Hektiker sind nicht auf L-Dopa angewiesen, sie sind dennoch nicht freier als ich. Sie lassen sich von der Zeit bestimmen. Sie können keine Zeit untätig verstreichen lassen, stattdessen hetzen sie den ganzen Tag lang, als müssten sie um ihr Leben fürchten. Damit liegen sie nicht einmal falsch, denn bei dieser Hektik steht es schlecht um ihr Leben.

Allmählich schlägt das Medikament an. Ich kann mich von der Bettkante erheben und schlurfe in kleinen Trippelschritten zum Bad – im Zeitlupentempo, versteht sich.

Heute bin ich mit Hannah zu einem Stadtbummel verabredet. Um nicht unbeweglich zu sein, wenn Hannah kommt, habe ich meine Medikamente etwas früher eingenommen als normal. Meist reicht die Dosis für zwei bis zweieinhalb Stunden. Pünktlich um 14 Uhr holt Hannah mich ab. Die Tabletten wirken leider noch nicht. Meine Beine wollen mir nicht gehorchen. Die Füße, schwer wie Blei, scheinen am Boden festzukleben. Als seien sie wurzeltief mit dem Erdreich verwoben, stehen sie da und verweigern mir ihre Dienste. Ich versuche von der Stelle zu kommen. Der Oberkörper kippt schon leicht nach vorn, aber die Füße bleiben wie angefroren stehen. Ich stolpere nach vorn, finde gerade noch Halt am Türrahmen. Wieder wollen die Füße nicht gehorchen. Ich erteile mir einen Befehl: Konzentriere dich ganz auf den nächsten Schritt! Also noch einmal von vorn: Fuß anheben, möglichst hoch, dann einen großen Schritt! Gelungen! Aber die Freude darüber, den streikenden Fuß ausgetrickst zu haben, währt nur einen kurzen Moment, denn schon kippt der Oberkörper vornüber, während die Füße wieder am Boden kleben. Wieder Glück gehabt! Ich kann mich gerade noch rechtzeitig fangen. Gott sei Dank, kein Sturz!

Wann tritt endlich die Wirkung der Medikamente ein? Eigentlich kann es nicht mehr lange dauern. Ich stolpere mit vornüber gebeugtem Oberkörper Schritt für Schritt voran und gelange schließlich unversehrt zum Auto. Hier bin ich fürs erste in Sicherheit.

Hannah fährt auf dem schnellsten Weg in die Stadt. Sie sucht einen Parkplatz möglichst nah an der Fußgängerzone, damit wir nicht kostbare Zeit verlieren, ehe wir mit dem Geschäftebummel beginnen können und ehe die Wirkdauer der Tabletten vorbei ist.

Ich hake mich bei Hannah ein. Wir begeben uns auf den Weg, aber die Beine machen mir einen Strich durch die Rechnung. Längstens müsste das L-Dopa sein

Ziel im Gehirn erreicht haben und meine Bewegungsabläufe in Gang setzen. Ein frommer Wunsch, wie sich herausstellt! In kleinen Trippelschritten, ständig unterbrochen durch meine unwilligen Füße, bahnen wir uns einen Weg durch die Straße. Jeder entgegenkommende Fußgänger, jede Straßenbiegung stellt ein fast unüberwindbares Hindernis für mich dar und bringt mich zum Stocken. Endlich gelangen wir an das erste Geschäft. Die Tür zu durchschreiten, bereitet mir Schwierigkeiten, aber ich schaffe es mit enormer Willenskraft.
Im Laden stehe ich wie angewurzelt. Steif wie eine Puppe aus dem Wachsfigurenkabinett verharre ich auf der Stelle. Freezing heißt dieses Symptom in der medizinischen Fachsprache. Nichts geht mehr. Ich hasse diesen Zustand der totalen Hilflosigkeit. Ein Gefühl der Angst beschleicht mich. Wie soll es nun weitergehen? Mein Körper hat es erneut geschafft, mir vor Augen zu führen, dass ich völlig abhängig von seinen Launen bin. Wenn er es nicht will, kann ich nichts, rein gar nichts. Innerlich wehre ich mich gegen diese Hilflosigkeit. Ich will sie nicht. Sie soll nicht Besitz von mir ergreifen. Ich will mich nicht unterkriegen lassen. Irgendwie – nur wie? – muss ich jetzt Platz schaffen, den anderen Kunden den Weg frei machen. Statt beweglicher zu werden, stehe ich da wie eine Salzsäule. Der innere Druck, funktionieren zu müssen, verstärkt die Symptomatik. Ich hätte das wissen müssen. Vor lauter Stress zittern nun auch noch die Hände wie verrückt. Wie ich das hasse!

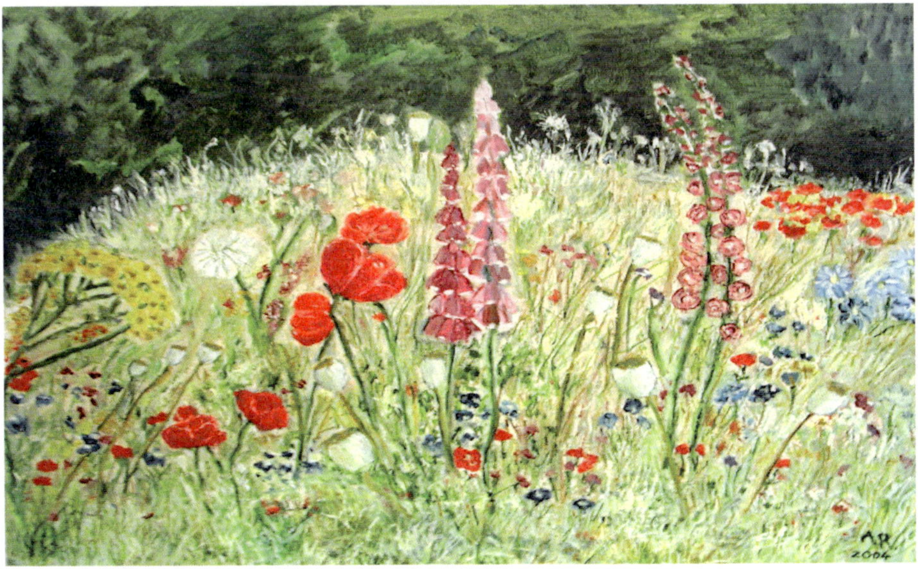

Einige Kunden im Geschäft schauen mich verständnislos an. Wahrscheinlich halten sie mich für eine Alkoholikerin, die unter Entzugserscheinungen leidet. Das sollte mich nicht stören, ich weiß ja besser, warum ich zittere, aber es ärgert mich trotzdem. Ein paar andere Kunden eilen an mir vorüber, genervt darüber, dass ich nicht einen Schritt zur Seite gehe, um sie vorbei zu lassen. Wie sollen sie auch verstehen, was mit mir los ist? Die Situation ist fatal. Ich möchte, kann aber nicht, und je ungeduldiger ich mit mir selbst werde, desto weniger kann ich etwas ausrichten. Hannah bemüht sich um mich, weiß aber auch nicht, wie sie mich zum Laufen bewegen soll. Zum Glück ist Hannah bei mir. Eine Verkäuferin schaut mitleidig zu uns herüber und schreitet entschlossen zur Tat. Sie holt einen Stuhl, auf den ich gesetzt werde, ich: mein eigener Fremdkörper!
Ich lese die Gedanken der Verkäuferin: Wie schrecklich! Diese arme Frau, so jung und schon so krank. Könnte Multiple Sklerose sein, aber warum zittert sie so? Oder hat sie vielleicht ein Anfall-Leiden? Wirklich schlimm, so ein Leiden in so jungen Jahren.
Fehlanzeige! Ich habe weder die eine noch die andere Krankheit. Ich bin nicht an Multipler Sklerose erkrankt und auch nicht an Epilepsie oder einem sonstigen Anfall-Leiden. Ich habe Morbus Parkinson, eine Krankheit, die nur die wenigsten kennen. Wie dem auch sei, ich gebe offenbar in der Öffentlichkeit ein erbärmliches Bild ab. Gerade mal in der Mitte des Lebens angelangt, scheine ich auszusehen wie eine hilfsbedürftige, tatterige Greisin. Die mitleidigen Blicke einiger Kunden führen mir meine Erbärmlichkeit brutal vor Augen. Ich fühle mich erbarmungslos auf den nackten Boden der Realität geworfen. Ja, das bin ich: eine ärmlich, erbärmliche Erscheinung, völlig angewiesen auf fremde Hilfe. Die Realität schmerzt, sie zerreißt mir fast das Herz. Ich leide mehr unter dieser Erkenntnis als unter den Symptomen meiner Krankheit.
Wie wird es mit mir weitergehen? Wie lange dauert es noch, bis ich ein Pflegefall sein werde? Fünf Jahre, zehn Jahre, zwanzig Jahre? Vielleicht mehr? Werde ich überhaupt ein Pflegefall? Alles in mir bäumt sich auf gegen diese Vorstellung. Nein, ich will kein Pflegefall werden! Aber wer kann sich das schon aussuchen. Es bleibt dir nichts, als das anzunehmen, was auf dich zukommt und das Beste daraus zu machen. Wenn das nur so leicht wäre!
Ich kann von Glück reden, dass das freezing nicht auf der Straßenkreuzung eingetreten ist wie noch vor einer Woche. Ich denke mit Entsetzen an dieses Erlebnis zurück. Ein Horror-Erlebnis! Man stelle sich vor: Du stehst mitten auf der Straßenkreuzung, bist plötzlich wie gelähmt und kannst weder einen Schritt vor noch

zurücksetzen. Die ungeduldigen Autofahrer liefern sich ein Hupkonzert. Aber es nutzt nichts, du bleibst – wie irre – stocksteif stehen und bringst außer Zittern nichts hervor. Ein Fall für die Klapsmühle! Du überlegst, was du tun kannst. Vielleicht solltest du bei der nächsten Grünphase im Vierfüßler-Stand über den Asphalt zum Bürgersteig krabbeln? Das könnte klappen. Zum Glück wurde es nicht nötig, denn eine junge Frau kam auf mich zu, bot mir ihre Hilfe an und führte mich bei der nächsten Grünphase sicher zum Gehsteig. Mir war zum Heulen zumute: vor Dankbarkeit, aber auch weil ich mich hundselend fühlte.

Gerade geht es mir nicht viel besser als damals auf der Straße. Ich fühle mich hundselend.

Ich deute Hannah an, dass ich eine Tablette brauche, um den Dopamin-Spiegel zu erhöhen. Sozusagen eine kleine Zwischenmahlzeit, die ich nur einlege, wenn nichts mehr geht, ein Ausnahmezustand. Es soll nicht zur Gewohnheit werden, dass ich die Tagesdosis erhöhe.

Hannah kramt in meiner Jackentasche herum und findet den Juwel, der meine vorläufige Rettung bedeutet. Ich löse die Tablette im Mund mit meinem Speichel auf und schlucke das Gemisch herunter. So ähnlich könnte Kreide schmecken, nicht süß, nicht sauer, nicht bitter, vermute ich. Es dauert nicht lange, bis ich spüre, dass meine Gesichtsmuskulatur sich entspannt. Das Maskenhafte entschwindet. Das Leben scheint in den Körper zurückzukehren. Die Füße werden zwar wieder beweglich, aber jetzt bin ich mit den Nerven am Ende. Die Attacke hat so sehr an meiner Kraft gezehrt, dass ich nur noch nach Hause möchte, so schnell wie möglich nach Hause in die Sicherheit und Geborgenheit der mir vertrauten Umgebung. Meine Beweglichkeit lässt außerdem immer noch zu wünschen übrig. Wenn der Körper nicht will, setzt er das Dopamin nicht frei. So einfach ist das.

Hannah begleitet mich zum Auto zurück, im Zeitlupentempo, versteht sich.

Dass mir mein eigener Körper nicht mehr zu gehören scheint, mir nicht mehr gehorcht, bereitet mir die größten Schwierigkeiten. Ich empfinde meinen Körper als einen Fremdkörper.

16. Mein Körper ist mein Fremdkörper

Von außen betrachtet bildet er mit meinem Geist und mit meiner Seele eine Einheit, ein untrennbares Ganzes. Aber dieser Eindruck täuscht. Mein Körper gehört zu mir, aber wir gehen verschiedene Wege.

Er macht mit mir, was er will. Er lässt mich im Stich, wenn ich ihn brauche. Ich kann mich nicht mehr auf ihn verlassen. Ich habe kein Zutrauen mehr zu ihm. Manchmal stehe ich ihm gegenüber und frage mich, was ich eigentlich noch mit ihm zu tun habe, wenn er mich behandelt, als existiere ich gar nicht. Er ist mir fremd geworden. Mein Körper – mein Fremdkörper.

Das war nicht immer so. Es gab Zeiten, da verrichteten wir alles Hand in Hand. Wir lebten in stiller Übereinkunft. Mein Körper war zur Stelle, wenn ich ihn brauchte. Es bedurfte keiner speziellen Aufforderung, bestimmte Vorhaben in die Tat umzusetzen. Es bestand gegenseitiges Einvernehmen. Wir waren gute Freunde. Ein Herz und eine Seele. Unzertrennlich. Mein Körper und ich arbeiteten einander zu. Mein Körper erwies mir seine Dienste, wann immer ich sie brauchte.

Dann kam eine Zeit, da begann er zu streiken. Er verließ mich immer öfter, ließ mich irgendwo liegen, sitzen, stehen, gleich wie es ihm gefiel. Er begann ein übles Spiel mit mir zu spielen, und er spielt es immer noch.

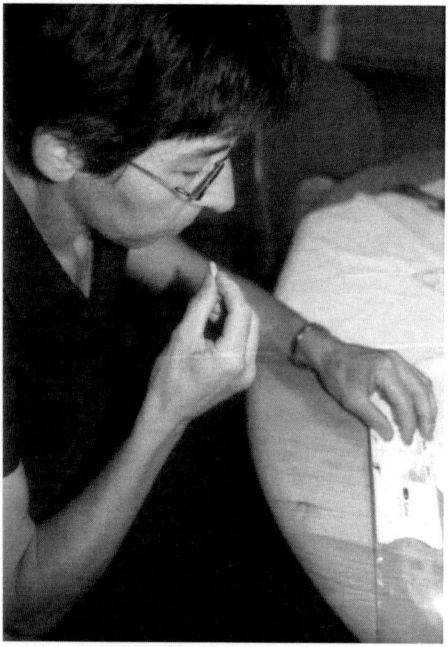

Er spielt sich auf, zeigt mir seine Macht, behandelt mich von oben herab. Er zeigt mir, dass ich ihm ausgeliefert bin. Ich wehre mich gegen diese Macht, verhandle mit ihm. Er fordert Tabletten. Ich gewähre sie ihm. Sie bewirken ein paar Stunden Streikunterbrechung oder Streikaufschub. Aber er ist nur kurze Zeit zufrieden. Dann reicht es ihm wieder nicht. Er legt immer mehr lahm. Nichts läuft mehr richtig. Er fordert mehr Tabletten und droht mit Generalstreik.

Ich versuche, meinen Fremdkörper auszutricksen. Ich umgehe die Tabletten-

gabe und setze ein paar Hilfen ein, die ihn unbemerkt zum Laufen bringen könnten. Aber er kommt schnell hinter den Betrug und bestraft mich mit völliger Aufkündigung seiner Freundschaftsdienste. Er legt mich lahm. Ich bin steif wie ein Brett, so steif, dass ich mich nicht mehr wehren kann.
Er fordert unnachgiebig mehr Tabletten. Den Streik setzt er nur aus, wenn ich die Dosis erhöhe.
Aber auch das ist nur von kurzer Dauer. Dann verlangt er wieder mehr Tabletten, quält mich nun mit schmerzhaften Krämpfen als Folge der Steifheit. Er hat mich in der Hand. Er erpresst mich.
Haben wir uns einst gemeinsam und einvernehmlich bewegt, ist das Leben nun zu einem Kampf zwischen zwei rivalisierenden Parteien geworden: mein Fremdkörper und ich, der unvollständige Rest des Ganzen.
Ich weiß nicht, warum sich mein Körper so klammheimlich davongeschlichen hat, warum er diesen Weg von mir weg beschritten hat. Die Antwort ist er mir bis heute schuldig geblieben.
Äußerlich bilden wir eine Einheit, aber genau besehen, haben wir uns auseinander gelebt. Wir sind uns fremd geworden.
Mein Körper ist mein Fremdkörper.
Ich konnte ihn über viele Jahre nicht mehr steuern bzw. beherrschen.
Von diesem Erleben, den Körper als Fremdkörper zu spüren, sprechen die beiden folgenden Gedichte:

Mein Körper – ein Fremdkörper

Gefangen
in meinem Körper
der mir nicht mehr gehorcht
der sich abgespalten hat
von mir
Mein Körper –
ein Fremdkörper

Gestohlenes Zutrauen

Die diebische Elster
hat mein Zutrauen gestohlen
das ich auf der Sänfte trug
weil es mir heilig war
Es schillerte im Sonnenlicht
Nun ist die Sänfte leer
Ich habe kein Zutrauen mehr
Mein Körper, mir fremd geworden
schlich sich davon am Morgen

Dass ich meinen Körper wie etwas Fremdes erlebte, das sich von meinem Geist und meiner Psyche abgespalten hatte, konnte Bernd nur schlecht nachempfinden. Wie mochte dieses Gefühl wohl sein, wenn sich die Drei-Einheit von Psyche, Geist und Physis auflöste und jede dieser drei Größen ihren eigenen Weg geht?

17. Versöhnliches

Ich hegte die Absicht, meine selbst verfassten Texte zu veröffentlichen. Bei der Suche nach einem Verlag bot sich eine befreundete Therapeutin an, mir zu helfen. Leider eine Suche ohne Erfolg. Aber ich erinnerte mich, dass ich von dieser Ärztin und Psychotherapeutin einen neuen Denkimpuls bekommen hatte, nachdem ich ihr davon erzählt hatte, dass ich meinen Körper als Fremdkörper erlebe und oft eine ungeheure innere Wut auf ihn habe. Die Bekannte fragte mich damals, ob ich sicher sei, dass mein Körper mich verlassen wolle, dass er zielbewusst seine Dienste aufkündige? Sie meinte, dass ich meinen Körper zwar als Fremdkörper erlebe, der sich heimlich davongeschlichen habe, aber gab zu bedenken, ob ihm vielleicht nur die Kraft fehle? Vielleicht bedürfe er ja der Hilfe, weil er krank sei. Sie fragte mich, ob es denn nichts Versöhnliches zwischen mir und meinem Körper gebe? Diese Frage löste eine neue Auseinandersetzung in mir aus. Der Gedanke, dass mein Körper gar nichts Böses wollte und er selber Hilfe brauchte, bewegte mich sehr.
Bis zu jenem Gespräch hatte ich meinen nicht immer funktionierenden Körper als

den gesehen, der mir nicht mehr gehorchen wollte, den ich austricksen musste, indem ich Möglichkeiten fand, ihn zum Laufen zu bringen, wenn es wieder mal nicht klappen wollte. Ich beklebte Bierdeckel mit schwarzer Folie, die ich in Abständen einer Schrittlänge vor meine Füße warf. Die schwarzen Punkte hoben sich vom hellen Holzfußboden ab und gaben mir einen optischen Impuls, der das Laufen erleichterte. Auch Hindernisse, über die ich steigen musste, konnten die körperliche Fortbewegung in Gang setzen. Bewusst große Schritte machen, das Rückwärtsgehen und akustische Signale, zum Beispiel lautes Zählen, hatten die gleiche Wirkung. Ich fragte mich nun, ob ich mit diesem Vorgehen wirklich meinen Körper überlistete? Oder war es möglicherweise eine Hilfestellung, die ich ihm gewährte? Vielleicht hatte sich mein Körper gar nicht willentlich davongeschlichen? Vielleicht wollte er gar nicht eigene Wege gehen? Vielleicht blieb ihm gar keine andere Wahl. Vielleicht wollte er mir zu Diensten stehen, wurde aber daran gehindert.

Klar war nur, dass eine Gehirnfunktionsstörung vorlag, dass die Dopamin-Produktion im Gehirn unzureichend ist.

Möglicherweise unterlag ich einer falschen Wahrnehmung. War mein Körper nicht nach wie vor Teil meiner Person, auch wenn er nicht funktionierte wie vormals? Fremd war er mir geworden, weil er in seiner Funktionstüchtigkeit Einbußen zeigte. Aber war das ein Grund, ihm den Kampf anzusagen, ihn austricksen und überlisten zu wollen? Sollte ich ihn nicht lieber mit all seinen Mängeln akzeptieren als meinen Körper, der zu mir gehörte, der mir nichts Böses wollte, sondern auch nur Opfer einer »höheren Gewalt« war, der einen Mangel an dopaminergen Zellen aufwies? Die befreundete Therapeutin fragte mich damals, ob ich schon einmal darüber nachgedacht hätte, dass das, was einem fremd ist, auch immer fremd bleiben müsse? Dass es eine Herausforderung sein könne, Fremdes kennen zu lernen, um es besser verstehen zu können?

Mir wurde klar, dass ich mich auf meinen Körper einlassen musste, so wie er war. Es half nicht, ihn zu bekämpfen. Es ging darum, ihn zu verstehen, ihn anzunehmen, mit ihm eine Einheit zu bilden. Das bedeutete nicht, dass ich mich nicht auch über ihn ärgern durfte, dass ich nicht meine Wut und Verzweiflung zum Ausdruck bringen durfte, wenn vieles nicht nach Wunsch verlief. Aber meinen inneren Frieden konnte ich nur bewahren, wenn Körper, Geist und Seele eine Drei-Einheit bildeten, sprich: wenn sich mein Geist, meine Seele und mein Körper in Einklang befanden. Das musste ich mir immer wieder aufs Neue bewusst machen.

18. Meine Familie ist Gold wert

»Ihr seid alle Gold wert«, lobte ich meine Familie immer wieder. Das wurde mir noch einmal besonders klar, als ich vor der THS so schrecklich gelitten hatte, dass nicht viel gefehlt hätte und ich hätte allen Lebensmut und Lebenswillen verloren. Und auch für kurze Zeit nach der Operation, als ich psychisch labil war.
»Wie ginge es mir ohne euch?«, fragte ich sie und mich oft. »Mit meiner Krankheit mute ich euch einiges zu. Mein Schicksal ist zugleich auch eures«, tat ich mein Bedauern kund. Bernd antwortete mir, dass es selbstverständlich sei, dass meine Familie für mich da sei. Umgekehrt wäre es genauso. Ich würde mich auch um jeden kümmern, wenn es ihm schlecht ginge.
Dennoch bereitete es mir Kummer, dass die Einschränkungen, die mir Sir James gebot, nicht minder meine Familie trafen. Wie lange währte die Zeit, in der ich nicht mehr spontan und unbeschwert etwas unternehmen konnte? James mischte sich damals massiv in unseren Tagesablauf ein. Wie lange konnten wir keine Spaziergänge, Stadtbummel und Reisen machen? Über ein Jahrzehnt wurden wir von seinen Launen bestimmt. Er hatte unsere Pläne durchkreuzt, wie und wann immer er wollte.
Selbst Banalstes, zum Beispiel die Essenszeiten, musste ich wegen der Tabletteneinnahme nach ihm ausrichten. Restaurants konnten wir immer seltener besuchen, weil es mir zu viel Stress bereitete, durch die engen Wege zwischen den Tischen hindurch zu gehen, und weil mir sogar oftmals das Kauen der Speisen wegen der Steifheit der Gesichtsmuskulatur schwer fiel und mir die Freude am Essen nahm. Stressig waren außerdem die Überbewegungen, durch die sich vielleicht eine Reihe von Gästen gestört fühlte. Die Parkinsonsche Krankheit war in der Tat zu einem Hauptbestandteil unseres Familienlebens geworden.
Bernd und die Kinder hatten oft das Gefühl, mir nicht wirklich helfen zu können, eigentlich nichts tun zu können. Aber für mich war die Familie ein Segen und unersetzlich, und das gilt heute immer noch. Dass immer jemand da ist, wenn es mir schlecht geht, oder immer jemand ein gutes Wort für mich hat, ist für mich eine unendlich bedeutsame Zuwendung, ein unermesslich wichtiger Zuspruch.
Ich bin glücklich darüber, dass Bernd mich dabei unterstützt hat, mein anfänglich gezeigtes Rückzugverhalten zu überwinden und mich und die gesamte Familie damit vor sozialer Isolation bewahrt hat.
Auch meine Schwester und viele gute Freunde und Verwandte stehen jederzeit, wenn sie gebraucht werden, zur Hilfe bereit.

Meine Schwester würde ihr letztes Hemd geben, wenn sie jemandem damit helfen könnte. Sie ist eine Frau, die anpacken kann und keine Angst hat, sich die Finger beschmutzen zu können, sie scheut keine Arbeit und versteht es, mich immer aufzumuntern und zu ermutigen. Sie bringt es fertig, Licht in die Dunkelheit meiner Ängste und Sorgen zu bringen und mich sogar aufzuheitern, wenn ich niedergeschlagen bin: »In einem guten Wort ist Wärme für drei Winter« sagte sie einmal, und ich spüre täglich, wie viel Wahrheit in diesem weisen Spruch steckt.
Ich bin froh, dass ich diese Familie habe, auf die Verlass ist. In einem kleinen Vers hielt ich dieses Glück fest:

Einklang

Mit dir lachen
mit dir weinen
stets bei dir sein
und du bei mir
dich lieben
mit dir leben
einfach Liebe sein

Inzwischen hatte sich mein Leben vollkommen geändert. Eine unfassbare Kehrtwende gemacht! Ich kann es oftmals nicht glauben, was geschehen ist. Manchmal scheint es mir, als habe ich einen schönen Traum gehabt. Sir James durchkreuzt mein Leben allenfalls, wenn es sehr aufregende oder psychisch belastende Situationen gibt. Dann meldet er sich noch mal zu Wort, aber ich weiß, dass es bei einer vorübergehenden Stippvisite bleiben wird. James poltert nicht mehr laut, er zeigt keine Gemeinheiten mehr, sondern verhält sich relativ still und brav. Manchmal bereiten mir Wetterumschwünge noch Probleme, insofern als dann gelegentlich Gehstörungen auftreten können. Aber all diese Symptome sind nur ein Klacks gegenüber den einstigen Einschränkungen, die meine Familie, allen voran ich selber, vor der Operation hinnehmen musste.

19. Mit einem Freund an der Seite ist kein Weg zu lang

Ich habe im Laufe der Jahre viele an Parkinson erkrankte Freunde gewonnnen. Das Schöne an diesem Freundeskreis ist, dass jeder als selbst Betroffener weiß, wovon er spricht, wenn es um Parkinson geht. Gegenseitig informieren wir uns über Erfahrungen, die wir mit Behandlungsmethoden, Medikation, Kliniken gemacht haben, geben uns wertvolle Tipps zum Umgang mit der Krankheit, spenden uns gegenseitig Trost bei persönlichen Stimmungstiefs, sind füreinander da, wenn uns Nöte und Sorgen drücken und freuen uns miteinander, wenn es uns gut geht. Wir tauschen uns über gesellschaftliche, politische, philosophische und theologische Themen aus, diskutieren auf unserer Internet-Plattform im Forum und im Chat-Raum über alle möglichen aktuellen Fragestellungen und unterhalten uns über »Gott und die Welt«. Bei den jährlich stattfindenden Chatter-Treffen haben wir Gelegenheit, uns persönlich näher kennenzulernen, und pflegen unsere Freundschaften auch durch private Besuche zu Hause und gemeinsame Unternehmungen.

Jeder bringt sich mit all seinen Fähigkeiten und Qualitäten persönlich ein. Die Teilnehmer von »parkins-on-line« bereichern sich gegenseitig und sind aus meinem Freundeskreis gar nicht mehr wegzudenken.

»Du kannst mich auch nachts anrufen, wenn es dir schlecht geht«, höre ich Clemens sagen. »Ich bin immer für dich da«.

»Ich hole dich ab, wenn du selber nicht Auto fahren kannst«, verspricht Birte. »Ich schicke dir die Unterlagen, wenn du sie brauchen kannst«, sichert mir Benjamin zu. »Ich backe dir einen Kuchen für deine Feier«, meint Lotte. »Ich komme dich im Krankenhaus besuchen«, sagt Miriam. »Ich rufe dich an«, kündigt Elke an.

All diese Gefälligkeiten sind nicht an erwartete Gegenleistungen gebunden, sondern kommen von Herzen. Das Leid des anderen ist auch mein Leid, so wie die Freude des anderen auch meine Freude ist. Ein jeder darf sich angenommen fühlen, so wie er ist. Keiner braucht sich zu verstellen.

»Bei uns kannst du zittern, was das Zeug hält. Du kannst stolpern, das Bein nachziehen, hampeln, schlabbern. Keiner wird dich dumm anschauen. Du darfst traurig sein und weinen, ohne schief angesehen zu werden. Du kannst ganz Du selber sein. Wir sind eine Gemeinschaft, die offen ist für alle, die diese Gemeinschaft suchen.«

Ich bin gerne ein Teil dieser Clique, mit deren Lebensweise und Lebensbewältigung ich mich gerne identifiziere, einer Verbindung, aus der ich Kraft schöpfen kann, um diese Kraft wieder mit anderen zu teilen und an andere weiterzugeben.

Ich überlegte, wie ich überhaupt den Weg in die Selbsthilfegruppe gefunden hatte.

20. Willkommen im Club der ›Parkis‹ – die U40-Gruppe

Einige Zeit, nachdem ich die Diagnose Parkinson erhalten hatte, wuchs in mir der Wunsch, mich einer Selbsthilfegruppe anzuschließen.
Von meiner Familie wurde diese Absicht unterschiedlich aufgenommen. Bernd, Nicola und Lena hatten volles Verständnis für mein Bedürfnis, mich mit Gleich-Betroffenen auszutauschen.
Hannah hingegen intervenierte mit massivem Protest: »Was soll denn der Unsinn? Eine Selbsthilfegruppe hast du doch nicht nötig. Du hast ja schließlich uns. Wofür also eine Selbsthilfegruppe? Sind wir nicht gut genug, dir zu helfen?«, protestierte Hannah.
»Darum geht es doch nicht«, rechtfertigte ich mich. »Diejenigen, die selber von Parkinson betroffen sind, können mir vielleicht wertvolle Tipps für den Umgang mit dieser Krankheit geben. Möglicherweise kann ich von ihren Erfahrungen profitieren. Vielleicht kennen sie gute Ärzte und Kliniken oder können mir Ratschläge zur Medikation geben.«
»Ich glaube eher, dass in Selbsthilfegruppen immer wieder nur das leidige Thema der eigenen Krankheit im Mittelpunkt der Treffen steht. Außerdem kommen dort lauter Kranke zusammen. Jeder sieht nur das Elend des anderen. Das kann sich nur negativ auf dein Befinden auswirken. Ich halte nichts von solchen Selbsthilfegruppen«, konterte Hannah und wandte sich missgelaunt ab.
»Du siehst das zu einseitig, Hannah. Ich glaube nicht, dass Kranke sich in Selbsthilfegruppen zusammenschlössen, wenn es ihrem Wohlbefinden schaden würde«, wandte ich ein.
Hannah schien unversöhnlich, wenn nicht gekränkt: »Ich finde, dass du von uns allen Verständnis für deine Situation entgegengebracht bekommst und jede Hilfe erwarten darfst. Du kannst auch ohne Selbsthilfegruppe Informationen über die Krankheit, über Kliniken und Behandlungsmethoden einholen.«
»Aber ihr seid nicht an Parkinson erkrankt. Ihr wisst nicht, was in mir vorgeht, und werdet es auch nie nachempfinden können. Richtig verstehen kann mich nur der, der selber von dieser Krankheit betroffen ist«, argumentierte ich.
Hannah war beleidigt.
»Heißt das etwa, dass du mit uns nicht offen über deine Probleme reden kannst?«
Nicola ereiferte sich: »Ihr redet aneinander vorbei. Merkt ihr das nicht? Mama erhofft sich von einer Selbsthilfegruppe Informationen und Erfahrungswerte, die wir nicht geben können. Daran kann ich nichts Schlechtes entdecken. Und dass

jemand, der diese Krankheit aus eigenem Erleben kennt, einen anderen Zugang dazu hat, lässt sich auch nicht abstreiten. Das bedeutet noch lange nicht, dass Mama unsere Hilfe nicht annehmen will.«

»Was meinst du denn dazu?«, fragte ich Bernd.

»Eine Selbsthilfegruppe ist sicherlich hilfreich. Beurteilen kannst du das allerdings erst, wenn du Erfahrungen in einer solchen Gruppe gesammelt hast.«

Hannah wirkte unzufrieden: »Ich kann mir nicht vorstellen, dass du von Fremden mehr Verständnis erwarten kannst als von deiner eigenen Familie.«

Ich beschloss, Erkundigungen über eine Selbsthilfegruppe für Parkinsonkranke einzuholen. In der Tageszeitung wurde ich fündig. Von einer Beratungsstelle für Selbsthilfegruppen erhielt ich die Telefonnummer einer Parkinson-Regionalgruppe in nächster Nähe und nahm Kontakt mit dem Leiter dieser Gruppe auf. Leider erfuhr ich, dass die regelmäßigen Treffen zu einer Zeit stattfanden, in der ich noch Unterricht hatte, und dass die Teilnehmer der Gruppe durchweg älter als 70 Jahre sind. Einige Zeit später entdeckte ich zufällig einen kurzen Artikel über eine Parkinson-Wohngruppe in der Tageszeitung. Diese Wohngruppe lud zur Feier ihres zweijährigen Bestehens ein und bot neben einigen künstlerischen Darbietungen und Fachvorträgen auch die Gelegenheit zu persönlichen Gesprächen an.

Das kommt wie gerufen, dachte ich und hielt mir den Nachmittag für einen Besuch in diesem Wohnprojekt frei.

Die Feier beeindruckte mich sehr. Die Bewohner der Parkinsongruppe hatten ein buntes Programm auf die Beine gestellt.

Ich bewunderte den Mut, den diese Menschen trotz ihrer Behinderungen aufbrachten, in der Öffentlichkeit aufzutreten.

Der eine, schätzungsweise 36 bis 38 Jahre alt, zitterte wie verrückt und musste deshalb sein Klarinetten-Spiel unterbrechen. Er kommentierte wie selbstverständlich seine Unpässlichkeit: »Das ist wohl die Aufregung. Ich werde es später noch einmal versuchen«. Die Sympathie der Zuhörer war ihm sicher. Kräftiges Beifallklatschen erschallte.

Andere führten einen Sketch auf, in dem sie die Verlangsamung ihrer Bewegungsabläufe persiflierten. Die Zuschauer hatten Lach-Tränen in den Augen. Wieder lang anhaltender Applaus für die Darsteller. Eine große Frau, brünettes Haar, etwa Mitte 40, trug Gedichte in der, wie sie sagte, »einzigen einem ›Parki‹ angemessenen Reimart, dem Schüttelreim«, vor. Das Publikum krümmte sich vor Lachen.

Am Ende der Veranstaltung fragte ich einen der Bewohner nach einer Selbsthilfegruppe für jüngere Parkinsonkranke.

»Das trifft sich gut. Ludger sitzt dort hinten. Er leitet unsere U 40-Gruppe.«
»U 40? Was bedeutet das?« erkundigte ich mich.
»Das ist eine Gruppe von Parkinson-Kranken, die vor ihrem 40. Lebensjahr von dieser Krankheit betroffen waren«, antwortete der Befragte.
Sogleich wurde ich mit dem Leiter der U 40-Gruppe bekannt gemacht. Er lud mich zum nächsten Treffen ein.
Meine erste Begegnung mit dieser Gruppe löste unterschiedliche Gefühle in mir aus. Zum einen war ich fasziniert davon, wie offen diese Betroffenen mit ihrer Krankheit umgingen. Sie schafften es sogar, sich selbst mit all ihren unterschiedlichen Krankheitssymptomen aufs Korn zu nehmen, Witze über ihr Zittern, ihre Steifheit oder ihre Überbewegungen zu machen. Wieder bewunderte ich die Kraft und den Mut dieser Menschen. Zum anderen verstummte ich angesichts der vielfältigen Krankheitssymptome, von denen ich bisher nichts wusste: Die extreme Steifigkeit oder die überschlagenden Bewegungen.
Würde die Krankheit bei mir etwa auch so verlaufen? wollte ich wissen. Werde ich auch mal eine so extreme Steifheit der Glieder erleben oder hampeln wie ein Spastiker, der keine Kontrolle über seine Gliedmaßen hatte? Mir schauderte vor dieser Vision.
Die Leute in der U 40-Gruppe waren mir sympathisch, die Unterhaltungen – geredet wurde über alle möglichen Themen, nicht nur über Parkinson – waren interessant und unterhaltsam. Ich ging jetzt recht regelmäßig zu diesen Treffen und kam meist seelisch gestärkt und ermutigt wieder nach Hause.
Meine neuen Freunde hatten jeweils ihren eigenen Parkinson und konnten auf langjährige Erfahrungen zurückgreifen. Wie sonst keiner konnten sie sich in mich hineinversetzen und meine Gefühle nachempfinden. Ich war glücklich, so viele neue wertvolle Freunde und Freundinnen gewonnen zu haben.
Leider löste sich diese Selbsthilfegruppe einige Jahre später auf; aber ein Großteil der »Mitglieder« fand eine neue Heimat in der Internet-Selbsthilfe-Gruppe »parkins-on-line« (PAoL).
Aber auch mit den wertvollen Erfahrungen der Gruppe war es ein weiter Weg, bis zu dem Punkt, an dem ich sagen konnte: »Ich habe die Krankheit angenommen. Sie gehört zu mir wie mein Arm oder mein Bein.«
Ob ich es je schaffen würde, sagen zu können; »Du, James, bist ein Teil von mir, wir sind symbiotisch miteinander verbunden. James nicht ohne mich, ich nicht ohne James?« Ich würde wohl nie Sir James als einen Partner akzeptieren, mit dessen ständiger Anwesenheit ich zufrieden wäre. Ich würde ihn niemals einen Freund

nennen, allenfalls einen Vertrauten, in einem eher negativen Sinn, den ich duldete, weil ich ihn nicht loswerden konnte. Vertraut war Sir James mir nur deshalb, weil ich nun schon so viele Jahre von ihm begleitet wurde, wenn auch unfreiwillig. Es gelang mir nicht, ihn abzuschütteln.

Mit der THS sollte sich das allerdings ändern. Zwar war James nach der gelungenen THS nicht aus meinem Leben ausradiert, wohl aber war er erträglich für mich geworden. Er hatte, wie ich zu sagen pflege »ein freundlicheres Gesicht« bekommen. So wie er sich jetzt darbot, konnte man es mit ihm gut aushalten. Meine Freunde, besonders die Parkinson-Kranken, bewunderten meinen Mut, die Operation über mich ergehen zu lassen und noch mehr die sichtbaren Erfolge der THS. Allerdings verläuft die Operation nicht unbedingt bei jedem so positiv wie bei mir. Ich kenne inzwischen auch junge Parkinson-Kranke, die leider nicht die erhofften Ergebnisse nach erfolgter THS erfahren haben. In einem Fall gab es nach dem Eingriff Sprechprobleme, in einem anderen Fall hatte die Patientin vorübergehend heftige psychische Probleme, in einem dritten Fall konnte die Patientin nach der Operation schlechter laufen als vorher.

Aber ich kenne mehr Beispiele, bei denen die Operation gelungen ist als solche, die eher negativ verlaufen sind, solche, bei denen die THS ähnlich erfolgreich war wie bei mir, von denen würde jeder den Eingriff sofort wiederholen, wenn es erforderlich wäre, denn keiner dieser Patienten wollte den Zustand, dem er vor der THS ausgesetzt war, noch einmal erleben.

Die Risiken, die die THS (während des Eingriffs: z. B. Gefäßverletzung im Gehirn mit Folge einer Blutung, nach der THS: eventuelle Persönlichkeitsveränderungen, Verlust oder Beeinträchtigung der Sprache, psychische Probleme, Abstoßung der implantierten Fremdkörper, z.B. des Generators oder der Elektroden, Entzündungen der Wunden, etc.) in sich birgt, muss ich erst zu tragen bereit sein, und ich glaube, dass der persönliche Leidensdruck groß genug sein muss, ehe der Patient sich für die Operation entscheidet. Diese Entscheidung kann ihm niemand abnehmen, er muss sie mit allen damit verbundenen Risiken allein treffen und gegebenenfalls auch einen Misserfolg der Operation hinnehmen, denn die Folgen einer misslungenen Operation trägt er allein, weil sein Körper den möglichen ärztlichen oder medizinischen Fehler ausbaden muss. Eine gute Freundin sagte mir einmal: »Die schwersten Wege geht man immer allein«, und das stimmte. Zwar können wir uns in schwierigen Situationen mit unseren besten Vertrauten beraten, sie können uns begleiten, uns beistehen und für uns da sein und tragen damit wesentlich zu unserem Wohlergehen bei, aber sie können uns weder unser Leiden abnehmen noch Ent-

scheidungen für uns treffen. Die schwersten Wege gehen wir tatsächlich allein.
Ich hatte mich für die THS entschieden und hatte glücklicherweise die richtige Entscheidung für mich gefällt, denn ich war wieder beweglich geworden und konnte mich von den inzwischen überflüssig gewordenen Hilfsmitteln trennen. Ich ließ den Hausnotruf abmontieren, den Rollator, der mir über all die Jahre gute Dienste geleistet hatte, von der Firma abholen, die ihn als Leihgabe zur Verfügung gestellt hatte und stellte meinen Gehstock in die Ecke. Den Rollstuhl, meinen treuen Begleiter über all die letzten Jahre, nutzte ich weiterhin als bequemes Sitzmöbel und behielt ihn für eventuelle Notsituationen. Heilfroh war ich darüber, dass zumindest vorläufig und hoffentlich noch lange dem leidigen Kampf mit der Krankenkasse ein Ende gesetzt war.

21. Der leidige Kampf mit der Krankenkasse

Bernd und ich hatten den Eindruck, dass ich der Krankenkasse ein Dorn im Auge war, weil ich mehr Geld kostete als ein Gesunder, und dies genau seitdem ich chronisch krank war. Immer wieder machte die Krankenversicherung Schwierigkeiten, gewährte bestimmte medizinisch-therapeutische, ärztlich verordnete Anwendungen nicht oder verweigerte die Zahlung, dies im Gegensatz zur Beihilfestelle.
Ein Beispiel ist die Reaktion der Versicherung auf eine Rechnung über eine physiotherapeutische Behandlung. Bei dieser ärztlich verordneten Krankengymnastik verweigerte die Krankenversicherung die Begleichung der Rechnung, da aus dem Briefkopf des Therapie-Instituts nicht eindeutig hervorging, dass die Behandlung durch einen staatlich geprüften Krankengymnasten ausgeführt wurde.
Das Therapiezentrum schickte der Krankenkasse auf meine Bitte hin den entsprechenden Nachweis, inklusive der Bestätigung über unterschiedliche Fortbildungen der mich behandelnden Physiotherapeutin und teilte der Krankenkasse außerdem mit, dass das Zentrum die Zulassungen für die unterschiedlichen Behandlungsmethoden und die Zulassungen zur Abrechnung von allen Kostenträgern innehabe.
Die Krankenversicherung war mit diesen Bescheinigungen unzufrieden: »Die eingereichten Unterlagen entsprechen nicht den Leistungsvoraussetzungen gemäß unseres Schreibens vom ... « und weiter: »Bitte veranlassen Sie, dass uns noch folgende Unterlagen zukommen: der Ausbildungsnachweis/das Zertifikat der Krankengymnastin und die Zulassung zur Abrechnung mit den gesetzlichen Krankenversicherern.«

Ich glaubte nicht, was ich da las: Meine Krankenversicherung verlangte die »Zeugnisse« der Therapeutin. »Das ist Schikane«, sagte ich damals. Bernd stimmte mir zu. Das Therapiezentrum verwies mich auf den Tatbestand, dass es aus Datenschutzgründen nicht gestattet sei, Unterlagen über Qualifikationen ihrer Mitarbeiter an die Versicherten auszuhändigen. Stattdessen reagierte es mit einem diplomatisch gekonnten Schachzug, indem es meine Krankenversicherung zu einem Besuch bzw. einer Besichtigung des Therapiezentrums einlud, um bei dieser Gelegenheit Einblick in die Qualifikationsnachweise seiner Mitarbeiterin zu gewähren.
Nach unzähligen Telefonaten und zermürbendem Schriftverkehr bekam ich nach Monaten die Zusage von meiner Krankenversicherung, dass ich für die Krankengymnastik die tariflich vereinbarten Leistungen erhalte. Bis zur Erstattung der Kosten, die ich aus eigener Tasche längstens termingemäß beglichen hatte, verging ein weiterer Monat, allerdings erfuhr ich mit der Leistungsabrechnung, dass die Aufwendungen für physikalische Therapie nur bis zu den Höchstbeträgen berücksichtigt werden konnten, die in einem Verzeichnis der erstattungsfähigen Heilmittel genannt seien. Ich zahlte also aus eigenen Mitteln zu.

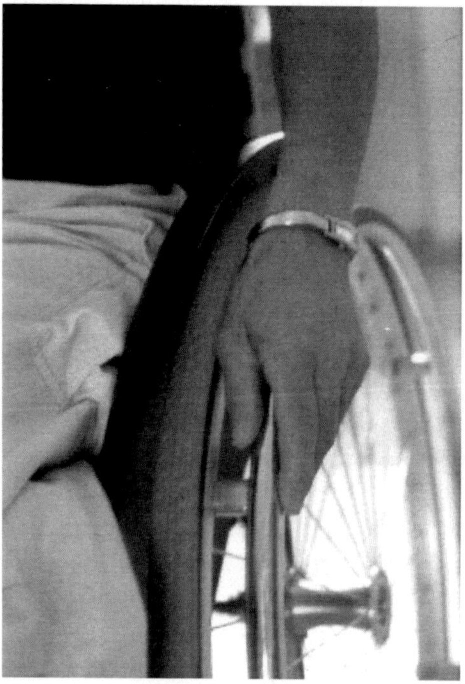

Der Ärger mit der Krankenkasse nahm kein Ende. Folgender Dialog klingt mir noch heute in den Ohren.
Mein Rollstuhl ist nicht mit Bremsen für die Begleitperson ausgestattet, sondern lässt sich nur mit Hilfe der an den Reifen angebrachten Außenringe per Hand durch den Behinderten abbremsen. Da ich den Rollstuhl zunehmend außer Haus benötigte und die Beweglichkeit meiner Hände in den off-Phasen so eingeschränkt ist, dass ich Probleme habe, diese Bremsvorrichtung zu betätigen, beantragte ich bei der Krankenkasse die Nachrüstung des Rollstuhls mit Handbremsen für die Begleitperson.
Ich erhielt einen Anruf eines Sachbearbeiters meiner Krankenversicherung.

»Guten Tag, spreche ich mit Frau Rechmann?«
»Ja, guten Tag.«
»Ich habe hier Ihren Antrag für eine Nachrüstung Ihres Rollstuhls vorliegen. Ihr Rollstuhl hat also keine Bremsen an den Schiebegriffen?«
»So ist es. Mein Rollstuhl hat keine Bremsen für den Begleiter.«
»Das gibt es nicht. Einen Rollstuhl ohne Bremsen gibt es nicht«, empörte sich mein Gesprächspartner.
»Doch, mein Rollstuhl hat keine Bremsvorrichtung an den Schiebegriffen. Bremsen kann nur der Rollstuhlfahrer selber, indem er die Außenringe der Reifen stoppt.«
»Das kann nicht sein. Es gibt keinen Rollstuhl ohne Bremsen für den Begleiter«, wiederholte der Herr am Ende der Leitung.
»Ich versichere Ihnen, dass diese Bremsvorrichtung an meinem Rollstuhl nicht vorhanden ist. Es gibt lediglich noch Feststeller an den Reifen.«
»Ja, das sind die Bremsen«, schallte es siegesgewiss durch den Hörer.
»Nein, das sind Feststeller, aber keine Bremsen.«
»Aber mit diesen Feststellern, wie Sie dazu sagen, können Sie auch bremsen.«
»Nein«, erwiderte ich, »damit kann man nicht bremsen, sondern den Rollstuhl nur feststellen. Sie können sich ja persönlich davon überzeugen oder sich beim Lieferanten des Rollstuhls erkundigen. Es ist das Sanitätshaus Meyer.«
»Gut, ich werde mich erkundigen. Aber wieso haben Sie den Rollstuhl vom Sanitätshaus Meyer?«
»Weil Sie mit diesem Sanitätshaus einen Liefervertrag hatten.«
»Ach so, gut, ich rufe dort an und melde mich wieder bei Ihnen.«
Ich war also nicht glaubwürdig genug. Minuten später klingelte das Telefon.
»Wir haben eben miteinander gesprochen. Ich habe mich beim Sanitätshaus erkundigt. Ihr Rollstuhl hat in der Tat keine Bremsen an den Schiebegriffen, und die Feststeller sind auch nicht zum Bremsen da. Aber sagen Sie mir doch, wofür Sie Bremsen brauchen?«
»Zum Bremsen natürlich, auf abfälligen Straßen zum Beispiel.«
»Aber Sie wohnen doch nicht im Bergischen Land«, bekam ich zur Antwort.
Ich wollte schier verzweifeln: »Richtig, ich wohne nicht im Bergischen Land, aber auch hier gibt es Berge.«
»Ich sehe immer noch keine Notwendigkeit, wieso Sie Bremsen am Rollstuhl brauchen«, blieb mein Gesprächspartner hartnäckig.
Geduldig erklärte ich ihm die Gründe für den Antrag: »Es ist schwierig den Rollstuhl bergab zu schieben, ohne dass Bremsen für die Begleitperson vorhanden sind.

Zudem ist es auch nicht ungefährlich für den Rollstuhlfahrer. Ich selber habe wegen meiner Erkrankung oft nicht die notwendige Beweglichkeit in den Händen, um den Rollstuhl abzubremsen.«
»Ich entnehme meinen hier vorliegenden Unterlagen, dass Sie nicht mehr als 38 kg wiegen. Da dürfte es für den Begleiter doch kein Problem sein, den Rollstuhl auch auf abfälligen Straßen zu halten.«
Ich schluckte. Die Einwände meines Gesprächspartners fand ich mittlerweile unverschämt und indiskret: »Ich wiege nicht 38 kg. Scheinbar liegen Ihnen falsche Daten vor.«
»Ach ja, ich sehe, es sind 45 kg. Sie sind also ein Leichtgewicht. Ich kann aufgrund dieser Fakten keine medizinische Notwendigkeit für die Aufrüstung des Rollstuhls mit Bremsen entdecken. Aber ich werde sehen, was sich da machen lässt. Sie hören von uns.«
Einen Tag später lag ein Brief von der Krankenkasse im Postkasten. Er enthielt die Ablehnung des Antrags. »Die medizinische Notwendigkeit für die Umrüstung mit Trommelbremsen ist aus den uns vorliegenden Unterlagen nicht erkennbar.« Der Wortlaut kam mir bekannt vor. Weiter hieß es in dem Schreiben: »Bitte verstehen Sie, dass daher Ihrem Leistungsantrag nicht entsprochen werden kann.«
Nicht minder heftig war die Reaktion der Krankenkasse auf eine nach der Tiefenhirnstimulation beantragte Rehabilitations-Maßnahme. Obwohl die behandelnden Ärzte mehrfach die dringende Notwendigkeit einer solchen Nachbehandlung schriftlich bescheinigten, lehnte meine Krankenkasse den Antrag ab.
Die Beratungsärzte der Krankenkasse, die mich niemals persönlich gesehen, geschweige denn behandelt hatten, maßten sich an, beurteilen zu können, ob für mich eine Rehabilitations-Maßnahme medizinisch induziert sei. Der abschlägige Bescheid veranlasste mich, eine Beschwerde beim Ombudsmann der Krankenkassen einzulegen. Aber auch diese wurde 6 1/2 Monate später mit den Begründung abgelehnt, dass es sich in meinem Falle nicht um eine medizinisch notwendige Heilbehandlung handele. Da »der Ombudsmann ... selbst nicht über medizinischen Sachverstand« verfüge, hielt er »auch nichts davon, zur Klärung medizinischer Fragen einen externen medizinischen Gutachter heranzuziehen. Weiter formuliert der Ombudsmann in seinem Schreiben: »Dessen Auffassung (gemeint ist die Auffassung eines externen Gutachters, *Anm. der Autorin*), die sich lediglich als Drittmeinung darstellen würde, müsste ich mir zu eigen machen, ohne für mich in Anspruch nehmen zu können, dass diese Meinung auf größeren Sachverstand beruhen würde, als er bei den behandelnden Ärzten oder den Beratungs-

ärzten der Versicherungen zu unterstellen ist.« Der Brief endet mit dem Satz: »Ich bedauere, dass ich Ihnen nicht die von Ihnen gewünschte positive Nachricht übermitteln kann, bitte jedoch um Verständnis, dass ich mangels medizinischen Sachverstands keine Bewertung der medizinischen Notwendigkeit abgeben kann.«
Diese zermürbenden Auseinandersetzungen mit der Krankenversicherung würden nun sicherlich der Vergangenheit angehören, hoffte ich.
Auch der Begegnung mit unsensiblen Ärzten, die den Patienten scheinbar für unmündig halten und ihn von oben herab behandeln, würde nun vielleicht ein Ende gesetzt sein.

22. Sie sind austherapiert, ich kann nichts mehr für Sie tun

Einen dieser arroganten Ärzte erlebte ich in einer Klinik, in die ich wegen heftiger Bauchkrämpfe eingeliefert worden war.
Bei dieser Gelegenheit wurde auch eine erneute medikamentöse Einstellung vorgenommen. Der Chefarzt der Fachklinik gilt als Koryphäe auf dem Gebiet Parkinson. Ich begegnete ihm zum ersten Mal bei der Visite. Gefolgt von seiner Ärzteschar stürmte er ins Zimmer, forderte mich, ohne mich begrüßt zu haben, auf: »Laufen Sie mal ein paar Schritte vor mir her.«
Ich führte ihm vor, wie ich laufen konnte, ging ein paar Schritte durchs Krankenzimmer, wurde dabei von der gesamten Ärztemannschaft beobachtet und kam mir vor wie eine Außerirdische.
»Die ist total falsch eingestellt«, kommentierte der Chefarzt meine unbeholfenen Gehversuche.
Er schaute mich nicht an, hielt es auch nicht für notwendig, mich über die geplanten Behandlungsschritte aufzuklären, sondern kehrte mir den Rücken zu und wollte gerade das Zimmer verlassen, als ich einwarf: »Welche Behandlung ist denn nun vorgesehen?«
Sichtlich genervt drehte sich der Chefarzt um und antwortete: »Das kann Ihnen ja später die Oberärztin erklären.«
Dann schwebte er, mehr als er ging, aus dem Krankenzimmer.
Am nächsten Tag bat ich den Chefarzt um einen Gesprächstermin, an dem auch mein Mann teilnehmen können sollte. Der Arzt wehrte die Bitte mit der Bemerkung ab: »Dafür gibt es die Visite.«

»Dabei kann aber mein Mann nicht anwesend sein. Die Visite ist täglich zu anderer Zeit«, erwiderte ich.
»Ich weiß zwar nicht, warum Ihr Mann unbedingt dabei sein muss, aber wenn es sein muss: Termine nur über mein Sekretariat«, schmetterte mir der Chefarzt entgegen. Ich rechtfertigte meinen scheinbar abstrusen Wunsch: »Mein Mann interessiert sich für mich und meine Krankheit und hat verschiedene Fragen an Sie.«
Als Reaktion erhielt ich ein Kopfschütteln, das Unverständnis für meine Bitte signalisierte.
Das gewünschte Gespräch fand zwei Tage später statt und entpuppte sich als Fachreferat des Chefarztes über die enormen Fortschritte der gegenwärtigen Parkinson-Forschung und die Vielzahl der zukünftigen Behandlungsmöglichkeiten sowie die Zusammensetzung der in der Forschung befindlichen Medikamente. Den Vortrag zu unterbrechen, waren Bernd und ich kaum in der Lage. Wenn wir eine Frage stellten, hob der Arzt gleich neu an, selbstgefällig sein Fachwissen in aller Breite auszuführen, ohne uns dabei eines Blickes zu würdigen.
Immer wieder versuchte ich, das Gespräch auf mein Anliegen zu lenken.
»Ich lege Wert darauf, möglichst nur so viele Tabletten einnehmen zu müssen, wie es unbedingt erforderlich ist.«
»Das ist auch meine Meinung. Es liegt mir fern, meine Patienten mit L-Dopa zuzuschütten«, erwiderte der Arzt.
Das Gespräch war lang und wenig ergiebig.
Bei der nächsten Visite verordnete er mir neue und mehr Tabletten. Ich bekam 550 mg L-Dopa am Tag verabreicht, dazu etliche andere Medikamente (Agonisten, Comt-Hemmer, Mao-B-Hemmer, Amantadine usw.), so dass ich schließlich achtzehn Tabletten täglich einnahm.
Eine Kernspintomographie wurde angeordnet. Ich hatte Angst davor, in der Röhre wegen der Enge wieder eine Panikattacke zu bekommen. Glücklicherweise war alles weniger schlimm als erwartet. Die Ergebnisse dieser Kernspintomographie lagen endlich vor.
»Ich habe die Bilder gesehen«, bemerkte der Chefarzt lapidar, »der Oberarzt wird sie Ihnen erklären.«
Doch nichts geschah. Ich wartete auf die Erklärung vergeblich und bat schließlich den Oberarzt persönlich darum. »Ich werde Ihnen die Bilder erklären, sobald sie mir vorliegen.«
Tage vergingen. »Haben Sie die Röntgen-Aufnahmen inzwischen gesehen?«, fragte ich interessiert.

»Ja, aber mir fehlt einfach die Zeit, sie Ihnen zu erläutern, ich werde Ihnen eine schriftliche Kurzauswertung geben.«

Diese erhielt ich zwar, aber sie war in medizinischer Fachsprache abgefasst und für einen Laien unverständlich. Ich fragte also den Oberarzt: »Sind die Ergebnisse bedenklich? Wird mein Verstand durch den Parkinson in Mitleidenschaft gezogen?«

»Ja, das trifft zu«, erwiderte er ohne Umschweife.

»Bedeutet es, dass ich langsam, aber sicher unter Demenz leiden werde?«

»Ja, so ist es«. Er verließ das Krankenzimmer.

Ich, eine Demenzkranke? Das glaube ich nicht. Oder merke ich womöglich schon nicht mehr, was mit meinem Verstand los ist? Vielleicht bin ich ja schon verrückt, und keiner sagt es mir. Vielleicht habe ich geistig schon abgebaut, alle wissen es und enthalten mir die Wahrheit vor. Aber ich kann noch vernünftige Gespräche führen ... oder etwa nicht? Ich kann noch Bücher lesen und den Inhalt verstehen, mir eine Meinung bilden. Ich habe noch keine geistigen Aussetzer oder Gedächtnislücken bemerkt. Demenz?! Nein, das nicht auch noch! Ich lasse mir von James nicht meinen Verstand rauben, protestierte ich innerlich.

Bei der nächsten Visite stellte ich dem Chefarzt die gleiche Frage wie dem Oberarzt. »Bedeuten die Ergebnisse der Kernspintomographie, dass meine geistigen Fähigkeiten durch die Parkinson Erkrankung beeinträchtigt werden?«

»Natürlich nicht! Es zeigen sich zwar Gehirnsubstanzveränderungen, sie sind weiter nicht bedenklich, sondern altersgemäß und im Rahmen Ihrer Krankheit normal. Sie hätten keinen Parkinson, wenn es nicht Veränderungen im Gehirn gäbe.«

Ich war erleichtert und zugleich verunsichert. Wem sollte ich nun glauben?

Kurz vor meiner Entlassung aus dem Krankenhaus berieten sich die Ärzte auffallend lange vor meine Zimmertür. Ich ahnte, dass mir nichts Gutes bevorstand. Der Chefarzt betrat, umringt von einer ganzen Ärztearmada, das Zimmer, stellte sich ans Bettende und unterbreitete mir, wieder einmal ohne einen Blickkontakt mit mir: »Ich muss Ihnen leider sagen, dass Sie medikamentös austherapiert sind. Sie erhalten schon viel zu viel L-Dopa, mehr als die Höchstdosis, die ich normalerweise für tolerierbar halte.«

»Was bedeutet das für meine Zukunft?«, fragte ich erregt.

»Die Frage nach der Zukunft dürfen Sie nicht mehr stellen«, bekam ich zur Antwort, »wir können nur versuchen, die Zeit zu überbrücken, bis die noch in der Forschung befindlichen Medikamente für den Markt freigegeben werden, die Ihnen vielleicht noch helfen können. Ich kann nichts mehr für Sie tun.«

Mit diesen Worten verließ er das Zimmer. Ich bin nach Hause entlassen und fertig mit der Welt, dachte ich. Sie sind austherapiert. Ich kann nichts mehr für Sie tun, wiederholte ich das eben Gehörte. War es ein Film, der vor mir ablief, ein böser Traum, den ich erlebte, oder war ich wirklich gemeint?
Vielleicht können Ihnen noch Medikamente helfen, die in der Forschung sind. Die Frage nach der Zukunft dürfen Sie nicht mehr stellen.
Heißt das etwa, dass ich nichts mehr zu erwarten habe, dass ich ein Pflegefall sein werde, dass es nur noch eine Frage der Zeit ist, bis ich ein Pflegefall bin?
Ich – ein hoffnungsloser Fall! Man kann nichts mehr für mich tun. Es gibt keine Hilfe mehr für mich.
So vernichtend das Urteil auch sein mochte, ich konnte nicht einmal mehr weinen. Stattdessen empfand ich ein Gefühl von Apathie und Lethargie. Wenigstens ist er ehrlich gewesen und gesteht ein, dass er mit seinem Latein am Ende angelangt ist.
Das Telefon klingelte. Meine Mutter war in der Leitung. Ich bat sie zu kommen, im gleichen Atemzug brach aller Kummer aus mir heraus.
Nach einer gewissen Zeit war ich über dieses Schock-Erlebnis hinweggekommen und hatte eigenmächtig die Medikamente erheblich reduziert. Mir ging es nun mit weniger L-Dopa und insgesamt weniger Tabletten kein Stück schlechter als mit der weitaus höheren Dosis, die ich im Krankenhaus erhielt.
Ich bezweifelte nicht, dass der Chefarzt jener neurologischen Abteilung ein Parkinson-Spezialist und im Hinblick auf seine Fachkompetenz ein hervorragender Mediziner bzw. Forscher ist, aber menschlich gesehen, war ich von ihm und seinem Oberarzt mehr als enttäuscht.
Von Ärzten, die mich in selbstherrlicher Weise behandelten und mich mehr oder weniger zu entmündigen versuchten, hatte ich ebenso genug wie von Ärzten, die mich unzureichend über Untersuchungsergebnisse oder schwerwiegende Folgen bestimmter Behandlungsmethoden aufklärten. Je kränker und hilfloser ein Patient ist, das hatte ich erfahren, desto mehr ist er den Ärzten ausgeliefert und umso mehr ist er auf seine Familie als Begleitung im Krankheitsfall angewiesen.

23. Ärzte als Wegbegleiter

Meine Erfahrungen mit Ärzten waren nicht grundsätzlich schlecht. Im Gegenteil, ich habe in Krankenhäusern und Arztpraxen auch viel Positives erlebt. Ich habe Ärzte kennen gelernt, die ihre Patienten als gleichwertige Gesprächspartner betrachteten, ihnen Verständnis entgegenbrachten und Kranken Mut machen konnten.
Neben meinem Hausarzt ist hier besonders meine Neurologin, von der ich seitachtzehn Jahren behandelt werde. Meine Neurologin genießt mein volles Vertrauen, sie zeigt menschliche Wärme, sie ist fachkompetent, sie ist über neue Forschungsvorhaben und -ergebnisse informiert, sie hat mich niemals bevormundet, sie ist immer offen für alternative Behandlungsmethoden, vermittelt eine positive Sicht der Dinge und kann ihre Patienten stets ermutigen.
Ich bin froh, gleich zu Beginn meiner Krankheit auf diese Neurologin getroffen zu sein. Sie hat auf den ersten Blick meinen Parkinson erkannt und mir auf diese Weise eine Odyssee von Arztbesuchen und Klinikaufenthalten zur Feststellung meiner Krankheit erspart. Ich bin nicht etlichen Fehldiagnosen ausgesetzt gewesen. Ich bin nicht als Simulantin oder Hypochonder abgestempelt worden. Meine Neurologin ist auf dem Gebiet dieser speziellen neurodegenerativen Erkrankung versiert und mit der Behandlung von Parkinson-Patienten vertraut. Sie vermittelt mir stets das Ge-fühl, sich für mich als Person, für meine Sorgen und Nöte ebenso zu interessieren wie für mein körperliches Wohlergehen und freut sich mit mir über jeden Behandlungsfortschritt. Diese positiven Erfahrungen erleichtern mir den Entschluss, mich nicht unterkriegen zu lassen, trotz und mit Sir James.

Mein James, der heißt Parkinson

Meine Bewegung
hat alle Zeit der Welt
Die Uhr ist ausschließlich
nach James gestellt

Mein Fuß am Boden
ist wurzeltief
mit dem Erdreich verwoben

standfest wie James
Mein Wortgeflüster
auf leisen Sohlen
klingt wie gestrandete Sprache
Hat James befohlen

Mein Gesicht ist so steif
Es wirkt eingefroren
als hätt´ es für immer die Mimik verloren
Das kommt von James

Werden Arme und Beine
vom Zittern geschüttelt
dann sind sie dank James
durcheinander gerüttelt

Mein James, der heißt Parkinson
Er hält niemals still
stattdessen macht er mit mir
tagein, tagaus, was er will

James hat in mir eine Heimat gefunden
Er ist mit mir symbiotisch verbunden
Er teilt mit mir jeden Schritt und Tritt
Er geht – wohin ich auch gehe – mit

So geh ich durchs Leben, von James begleitet
Mein Wissen und Fühlen durch James geweitet
Doch attackiert er mich einmal zu sehr
so halte ich meine Stirn ihm her

24. Wofür es sich lohnt, mit Morbus Parkinson zu leben

Hannah hatte mir, als ich von Angstattacken geplagt wurde, den Tipp gegeben, Gründe aufzuschreiben, wofür es sich lohnt zu leben. Ich folgte dem Ratschlag und überlegte so viele verschiedene Gründe, dass ich Seiten damit füllte. Die wichtigsten druckte ich aus und heftete die Blätter über meinen Schreibtisch an die Wand. In Augenblicken depressiver Verstimmungen las ich die Gründe, und es gelang mir stets, wieder Licht im Dunkeln des Alltags zu sehen
Diese Lichtblicke konnten eine Kinderstimme sein, die ich von der Straße her vernahm, oder der Anruf eines lieben Freundes, der Überraschungsbesuch eines Bekannten, angenehme Musik oder einfach nur ein schönes inneres Bild: die Erinnerung an eine Urlaubszene, an ein schönes Ereignis oder Naturschauspiel. Solche Lichtblicke drangen tief in meine Seele ein und ließen mich spüren: Das Leben ist schön, trotz und mit Parkinson, du bist nicht allein und du hast unendlich viele Gründe zur Freude über dein Leben. Natürlich musste ich diese Lichtblicke in trauriger Stimmung erst suchen, aber ich konnte lernen und mich darin üben, sie zu finden, wenn ich sie brauchte.

- Für die Liebe, Zuwendung, Hilfe, Geduld, Ermutigung und das Verständnis meiner wunderbaren Familie (Bernd, Nicola und Michael, Hannah und Thomas, Lena und Sven) mir gegenüber

- Für meine fröhlichen Enkelkinder, Paula und Johanna, und für jedes Kinderlachen in dieser Welt

- Für meine Schwester Margret, ohne viel Aufhebens immer zur Hilfe bereit

- Für unseren Garten und für jede Blume darin, weil sie mir die Schönheit der Schöpfung und damit Gottes Liebe zu uns Menschen vor Augen führt

- Für meine Mutter, die eine starke, lebensbejahende, bescheidene und liebevolle Frau war und die ich so sehr vermisse, wie keinen Menschen sonst auf der Welt. Sie wird mir immer ein Vorbild sein

- Für meinen Vater, von dem ich weiß, dass er mir liebend gern ein Stück seiner Gesundheit schenken würde. Außerdem für seine stete Fürsorge

- Für all die Verwandten, Freunde und Bekannten, die wie Sterne oder Laternen auf meinem Lebensweg sind und diesen hell und freundlich machen

- Für jeden warmen, liebevollen und starken Händedruck eines Menschen

- Für das Sonnenlicht und alle Wärme, die davon ausgeht

- Für die Träume und Augenblicke, die mich glauben machen, ich sei im Himmel

- Für die Klarheit des Windes, für weiße Sandstrände, die Weite des Meeres und die Melodie der schäumenden Wogen

- Für den Himmel mit seinen wunderschönen Wolkenformationen und vielfältigen Färbungen (besonders den rosa-violetten Winterhimmel, wenn die »Engelchen Kuchen backen«)

- Für die Romantik eines sternenklaren Himmels und eines Sonnenuntergangs an einem herrlichen Sommerabend

- Für jede Begegnung, die Spuren hinterlässt und meine Seele berührt

- Für den farbenprächtigen Regenbogen, der mir zeigt, dass Gott mit uns ist

- Für Gregorianische Musik

- Für Orffs »Carmina Burana« , Bizets »Carmen«, für Verdis »Rigoletto«, für die H-Moll-Messe von Bach, für Violinkonzerte von Saint-Saens und Symphonien von L. v. Beethoven

- Für die Songs von Bob Dylan, Cat Stevens, Eric Clapton, Simon and Garfunkel, The Doors, Ray Charles, Fats Domino, Buddy Holly u. a.

- Für Gedichte von Rose Ausländer, Hilde Domin, Erich Fried und Nellly Sachs, Reiner Kunze und Ingeborg Bachmann

☼ Für Literatur von Johann Wolfgang v. Goethe, Rainer M. Rilke, Thomas Mann, Kurt Tucholsky, Bertolt Brecht, Max Frisch, u.a. sowie für gute, interessante Bücher der Moderne, z.B. von Alessandro Barrico, Sándor Márai, Gioconda Belli, Maria Nurowska, Uwe Timm, Velma Wallis u.a.

☼ Für meinen Schutzengel, der mich behütet und auf all meinen Wegen bewacht

☼ Für das frisch sprießende, zarte Grün an den Bäumen und Sträuchern, wenn der Frühling erwacht

☼ Für das Glitzern der Schneeflocken im »Wintermärchenwald« und das Knirschen des Schnees unter den Schuhsohlen oder für funkelnde eisummantelte Zweige in klirrender Kälte

☼ Für eine wild wachsende, bunte Blumenwiese

☼ Für jedes kleine Glück

☼ Für unsere Urlaubsreisen, besonders zum Landgut »La Glaudie« in das schöne Périgord, wo ich die Seele baumeln lassen kann

☼ Für das fröhliche Gezwitscher der Vögel in den frühen Morgenstunden

☼ Für kostbare Erinnerungen an schöne Stunden und wertvolle Begegnungen

☼ Für meine Malerei, bei der ich ganz in mich versinke und eine innere Ausgeglichenheit und Leichtigkeit verspüren kann

☼ Für die Gedankenfreiheit und die Fähigkeit, Gedanken in Worte zu fassen und niederzuschreiben

☼ Für alle Parkis, denen es oftmals ebenso schlecht wie mir oder schlechter als mir geht, und für das Gefühl der tiefen Verbundenheit mit ihnen. Sie sind diejenigen, die genau wissen, was es heißt, sich mit Sir James herumschlagen bzw. arrangieren zu müssen.

25. Antwort auf das Leben mit Parkinson

Mit James hatten Bernd und ich, ja, die gesamte Familie viele Schattenseiten des Lebens kennen gelernt, viele Trostlosigkeiten und Ängste erlebt; oft flossen Tränen. Aber James hatte uns auch die Sonnenseiten des Lebens gezeigt, trotz und mit einer immer noch unheilbaren Krankheit ein froher und glücklicher Mensch sein zu können, der die Schönheiten des Daseins sehen und genießen konnte.
Dass ich oft Angst hatte, wenn ich an meine Zukunft dachte, lässt sich nicht leugnen. Oft dachte ich darüber nach, wie es sein würde, wenn ich nicht mehr laufen könnte, wenn ich immer unbeweglicher werden würde, wenn die Medikamente mehr und mehr unangenehme Nebenwirkungen zeigten, wenn die schreckliche Krämpfe zunähmen, wenn ich mir gar nicht mehr selber helfen könnte, wenn ich ein Pflegefall wäre, wenn ... Würde ich immer die Kraft haben, das Leiden zu (er)tragen? Angst und Schrecken plagten mich vor einer solchen Situation.
Hannahs hilfreicher Tipp, sich auf die Suche nach diesen Lichtblicken im manchmal so tristen Alltag zu begeben, lenkte mein Augenmerk auf das Schöne, Frohmachende im Leben, gerade wenn dieser Blick versperrt schien: Ich war in der Lage, James etwas entgegenzusetzen, selbst etwas zu tun. Ich war Sir James nicht gänzlich ausgeliefert, auch wenn es manchmal den Anschein haben mochte. Ich konnte ihm trotzen. Es lag an mir, welche Einstellung ich zu meiner Krankheit hatte, welchen Stellenwert ich James in meinem Leben einräumte.
Selbst als James noch unwiderruflich mit all seinen Krankheitszeichen präsent war, konnte er nur einen Teil meines Lebens behindern. Ich bin mehr als meine Krankheit. Ich »bin nicht mein Parkinson«, sondern ich habe diese Krankheit nur. Zwar kann James sehr belastend sein, aber er kann mich nicht meiner Freiheiten berauben. Ich bin ein Mensch, der gerne lebt.
Nun brauche ich mich nicht mehr davor zu fürchten, was Sir James mir noch alles aufbürden würde.
Die Operation ist überstanden. Alle schmerzhaften und hinderlichen Symptome sind wie weggeblasen. Meistens jedenfalls. Ich habe ein neues Leben geschenkt bekommen. Mein Traum, die Beweglichkeit wiederzuerlangen, ist Wirklichkeit geworden, alles ist genauso eingetreten, wie ich es mir so sehr gewünscht habe.
Die THS war für mich stets die letzte Möglichkeit, die ich erst in Betracht zog, als der Leidensdruck so groß geworden war, dass ich diese Operation regelrecht herbeisehnte. Die THS, bei der dem Kranken Elektroden unter die Schädeldecke implantiert werden, die mit einem Hirnschrittmacher verbunden sind und elek-

trische Impulse in die substantia nigra aussenden, um die Bewegungsabläufe des Körpers in Gang zu setzen, hat meine Hoffnungen erfüllt und meinem Leben wieder Qualität gegeben.
Ich habe nun weitgehend Ruhe von Sir James. Bernd und ich genießen diese neue Lebensphase in vollen Zügen. Ich habe eine Neugeburt erlebt.
Was ich aus meinem Leben mache, liegt zu einem großen Teil an mir selber. Das Leben stellt an uns alle Aufgaben, die nicht immer leicht sind. Wir alle sind gefordert, uns diesen Aufgaben zu stellen. Auch ich bin gefordert, wie jeder andere Mensch auch. Ich selber gebe die Antwort auf die Aufgaben, die das Leben an mich stellt, und ich gebe diese Antwort auf immer neue Herausforderungen.

Antwort auf das Leben

Du gehst auf leisen Sohlen
durch die düsteren Flure
vergangener Missklänge, achtsam
sie nicht zu berühren

jeder Schritt ein lautloser Flügelschlag

Sternengewisper im Mondenschein
deckt Deine Ängste zu
wärmt Dein Gemüt
reicht Dir die Hand

ein letzter Flügelschlag

Du ergreifst die schützende Hand
atmest den lieblichen Duft des Vertrauens
begegnest dem erwachenden Tag
gleitest fast schwerelos unaufhaltsam

in die Antwort auf das Leben
die Du bist.

26. Danksagung

Danken möchte ich an dieser Stelle allen, die mich ermutigt haben, dieses Buch zu schreiben, die mir mit wertvollen Ratschlägen zur Seite gestanden und bei der Korrektur des Manuskriptes mitgewirkt haben.

Mein besonderer Dank gilt zuerst meiner Familie, also meinem Mann, meinen Töchtern und ihren Partnern sowie meinem Vater und all denen, die sich Zeit für das Lesen, zum Teil auch Korrigieren des Manuskriptes genommen und/oder Verbesserungsvorschläge gemacht haben.

Danke sage ich auch einigen guten Freunden und einigen Parkinsonkranken, mit denen ich freundschaftlich verbunden bin und die mir durch Diskussionen gute Anregungen zur Gestaltung meines Buches gegeben haben, allen voran der an Parkinson erkrankte Leonhard Adam, der sich ebenfalls der THS unterzogen hat und dessen spontane Idee es war, diesem Buch den Titel »neugeboren!« zu geben.

Angela Rechmann

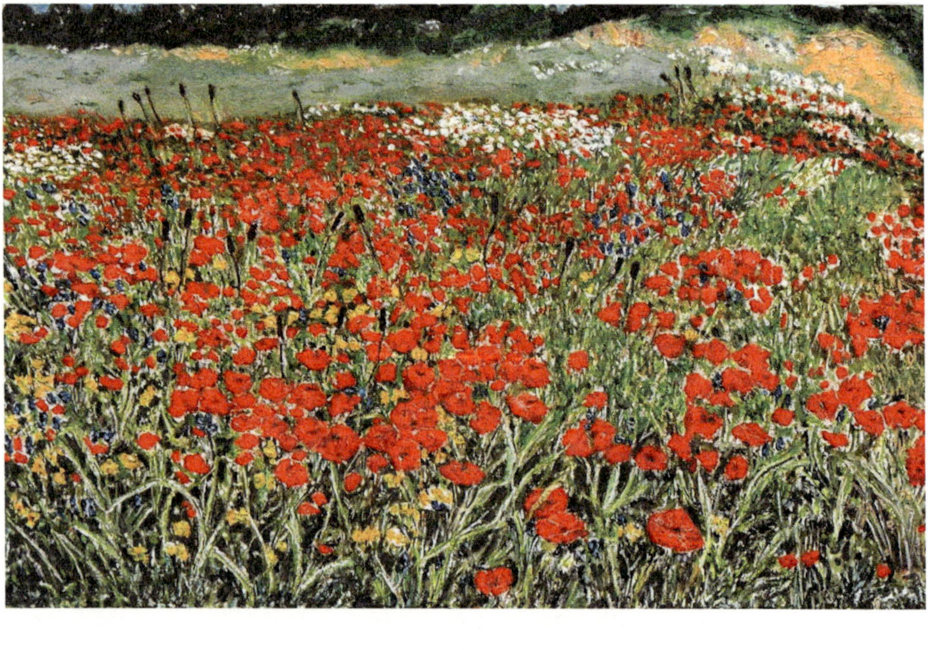

Glossar

Akinese: Bewegungsarmut, Bewegungsverlangsamung, Unbeweglichkeit

Amantadin: Mittel in der Parkinson-Therapie, das ursprünglich als wirksames Mittel gegen Grippe-Viren eingesetzt wurde und deutliche Gehverbesserungen bei den Patienten hervorruft.

Apomorphin-Pumpe: Behandlungsmethode bei Parkinson-Kranken im fortgeschrittenen Krankheitsstadium, Zuführung eines Dopamin-Agonisten aus einer Pumpe durch eine Nadel in das Gewebe

Botenstoffe: vom Körper hergestellte Substanzen, die maßgeblich am Informationsaustausch der Nerven beteiligt sind.

Comt-Hemmer: Mittel zur Behandlung der Parkinson-Krankheit. Comt-Hemmer blockieren ein das L-Dopa abbauendes Enzym, die COMT (Catechol-0-Methyl-Transferase). Die Hemmung bewirkt, dass der Abbau von L-Dopa reduziert wird und es länger verfügbar bleibt.

Dopamin: Botenstoff (Neurotransmitter), der u.a. die normalen Bewegungsabläufe des Menschen ermöglicht

Dopamin-Agonist: wird nicht wie L-Dopa im Körper umgewandelt, sondern wirkt direkt im Gehirn und ähnlich wie Dopamin

Duo-Dopa-Pumpe: Behandlungsmethode bei Parkinson-Kranken im fortgeschrittenen Krankheitsstadium, Zuführung von L-Dopa durch eine Darmsonde

Dyskinesien: unwillkürliche, abnorme Bewegungen, überschlagende Bewegungen, meist Spätfolge langzeitiger Tabletteneinnahme von Parkinsonmitteln

Dystonien: Muskelverspannungen bzw. -krämpfe; Nebenwirkung der Parkinsonmedikamente oder aufgrund von Unterdosierung der Medikamente

Fluktuationen der Beweglichkeit: plötzlicher, unvorhersehbarer Wirkungsverlust der Parkinson-Medikamente mit der Folge eines plötzlichen Wechsels von Beweglichkeit und Steifheit

Freezing: plötzliche Gang- und Starthemmung, Füße »kleben am Boden«, Zustand des »Eingefroren-Seins«

Generator: siehe Hirnschrittmacher; Impulsgeber zur Steuerung der Stimulation

Hirnschrittmacher: Impulsgeber mit Batterie, der schwache elektrische Impulse aussendet und Elektroden, die im Kopf implantiert sind, auf diese Weise steuert

idiopathisch: ohne erkennbare Ursache entstanden

juvenil: jugendlich, für junge Menschen charakteristisch bzw. in jungen Jahren auftretend

Lateralsklerose: allmählich fortschreitende Muskellähmung

L-Dopa: chemische Vorstufe des Botenstoffs Dopamin, wirksames Medikament für die Behandlung von Morbus Parkinson

Magnet-Resonanz-Tomographie (MRT): Kernspintomographie, bildgebendes Diagnoseverfahren

Mao-B-Hemmer: Mittel zur Behandlung von Parkinson. Die Mao-B-Hemmer blockieren die Monoaminoxydase vom Typ B, eine Substanz, die im Gehirn für den Abbau von Dopamin sorgt. Sie verstärken die Wirkung von L-Dopa.

Mikrographie: außerordentliche Verkleinerung der Schrift, z.B. bei Parkinson

Morbus Parkinson (Parkinsonsche Krankheit): neurodegenerative Erkrankung mit fortschreitendem Verlauf, benannt nach seinem Entdecker James Parkinson (Arzt, London 1755-1824), Symptome: Bewegungsarmut (Akinese), Steifheit (Rigor), Zittern (Tremor) aufgrund eines Mangels an Dopamin, einem Botenstoff, der normalerweise bei Gesunden in der substantia nigra, einer Region im Mittelhirn, gebildet wird. Ursache: unbekannt

Multiple Sklerose: neurodegenerative fortschreitende Erkrankung. Markscheiden im gesamten zentralen Nervensystem gehen zugrunde (Verhärtung), das Gliagewebe (Bindegewebe um die Nervensubstanz) vermehrt sich. Symptome: Sehschwäche, Schwäche oder spastische Lähmung der Beine, Tremor, Blasen- und Mastdarmstörungen, tritt oft in Schüben auf. Ursache: unbekannt.

Neurochirurgie: chirurgische Eingriffe ins Gehirn oder in das Nervensystem, z. B. bei Hirnkrankheiten oder -verletzungen

on-Phase und off-Phase: gute Beweglichkeit nach Medikamenteneinnahme bzw. schlechte Beweglichkeit nach Medikamenteneinnahme

Rigor: erhöhte Muskelanspannung, Steifheit

substantia nigra: sog. »schwarze Substanz«, Hirnregion im Mittelhirn, in der dopaminerge Nervenzellen (der Botenstoff Dopamin) produziert werden

Stereotaxie: durch Stereotaxie, einem chirurgischen Eingriff im Gehirn, können Nervenbahnen im Gehirn durchtrennt werden. Damit lässt sich eine Verbesserung der Parkinson-Symptomatik erreichen. Hauptzielsymptom ist der Tremor.

Symptomatik: Gesamtheit der Krankheitszeichen

Symptome: Krankheitszeichen

Tiefenhirnstimulation (THS): wirksame Behandlungsmethode bei fortgeschrittenem Morbus Parkinson, Implantation eines Neurostimulators (Hirnschrittmachers bzw. Impulsgebers oder Generators), meist unterhalb des Brustbeines, von dem aus elektrische Impulse über eine Kabelverbindung zu zwei im Kopf implantierten, vierpoligen Elektroden ausgesendet werden. Diese Impulse werden an eine bestimmte Hirnregion abgegeben und stoppen den Abbau von Zellen, die Dopamin freigeben.

Tremor: Zittern

Sir James, der ungebetene Gast

Ein Parkinson-Lesebuch

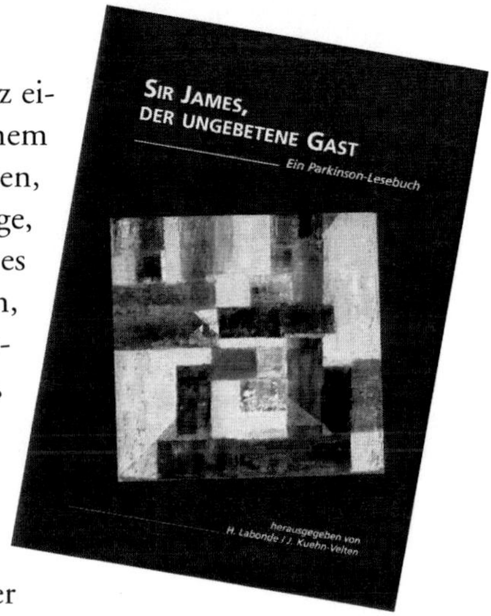

Dieses Lesebuch öffnet die Türen zu einem ganz eigenen Erfahrungsraum. Es sind, wie eben in einem Lese-Buch, Geschichten, Gedichte, Anekdoten, heitere und besinnliche, fröhliche und traurige, die den Leser und die Leserin erwarten. Aber es sind Autoren/innen, die hier zu Wort kommen, die miteinander ein Schicksal und eine Geschichte teilen: Sie alle sind chronisch krank, betroffen von der Parkinson'schen Krankheit.
Parkinson, so ist das Wesen der Krankheit, schränkt ein, in der Bewegung und Beweglichkeit, in der Steuerung von Verhaltensabläufen, im mimischen und gestischen Ausdruck, in der seelischen Stabilität. Manchmal in genau auch solchen Fähigkeiten, die für kreatives Handeln gebraucht werden. Das ist die persönliche Begrenzung – aber sie ist eben nicht der ganze Mensch mit seinen Ressourcen und Möglichkeiten. Die VerfasserInnen beschreiben partnerschaftliche und familiäre Beziehungen, aktive Kommentierungen zum Alltagsgeschehen. Sie vermitteln Freude und Wut, Lachen und Lebenskraft, Ironie und Humor, einfach die ganze Bandbreite der Gefühls- und Gedankenwelt. Dabei variieren die stilistischen Mittel zwischen Prosa und Lyrik, Tagebuch ähnlichen Notizen, Gedankenfetzen, reichen von prächtiger Naturlyrik bis zu komischen oder skurrilen Familienepisoden.
Die Texte sammeln Erfahrungen, in denen die Leser sich spiegeln können, an denen sie sich reiben dürfen, denen sie mit Verstehen und Zustimmung ebenso begegnen mögen wie mit Fremdheit und Befremdung.
Schließlich soll das Buch einfach auch unterhalten, es soll erzählen, in seinen Bann ziehen, ein bischen Schmökern draußen im Garten oder in der gemütlichen Couchecke erlauben, zum Entspannen, Innehalten, Durchatmen, Schmunzeln.

ISBN 978-3-937507-14-9 · Taschenbuch · 168 Seiten · zahlr. Abb.
Heiner Labonde Verlag · Feilenhauerstraße 44 · 41515 Grevenbroich

w w w . l a b o n d e - v e r l a g . d e